疑难杂症效验秘方系列

骨关节疾病
效验秘方

总主编　张光荣
主　编　杨凤云

中国医药科技出版社

内 容 提 要

　　本书精选骨关节疾病验方数百首，既有中药内服方，又有针灸、贴敷等外治方；既有古今中医名家经验方，又有民间效验方。每首验方适应证明确，针对性强，疗效确切，患者可对症找到适合自己的中医处方。全书内容丰富，通俗易懂，是家庭求医问药的必备参考书。

图书在版编目（CIP）数据

　　骨关节疾病效验秘方 / 杨凤云主编 . —北京：中国医药科技出版社，2014.1（2024.8重印）.

　　（疑难杂症效验秘方系列）

　　ISBN 978-7-5067-6337-0

　　Ⅰ . ①骨… 　Ⅱ . ①杨… 　Ⅲ . ①骨疾病 –验方 –汇编

Ⅳ . ① R289.5

　　中国版本图书馆 CIP 数据核字（2013）第 201975 号

美术编辑　陈君杞

版式设计　郭小平

出版　**中国医药科技出版社**

地址　北京市海淀区文慧园北路甲 22 号

邮编　100082

电话　发行 : 010-62227427　邮购 : 010-62236938

网址　www.cmstp.com

规格　710 × 1020mm $^1/_{16}$

印张　13 $^3/_4$

字数　205千字

版次　2014年1月第1版

印次　2024 年 8 月第 3 次印刷

印刷　大厂回族自治县彩虹印刷有限公司

经销　全国各地新华书店

书号　ISBN 978-7-5067-6337-0

定价　**29.00 元**

本社图书如存在印装质量问题请与本社联系调换

编委会

主　编　杨凤云

副主编　万小明　杨文龙

编　委　（按姓氏笔画排序）

万小明　叶佳成　刘　敏

杨凤云　杨文龙　钱　锟

前言

昔贤谓"人之所病，病病多，医之所病，病方少"，即大众所痛苦的是病痛多，医者所痛苦的是药方少。然当今之人所病，病病更多；当今之医所病，不是病方少，而是病效方少。故有"千金易得，一效难求"之憾。

《内经》云："言病不可治者，未得其术也"。"有是病，必有是药（方）"，所以对一些疑难杂症，一旦选对了方、用对了药，往往峰回路转，出现奇迹。

本套"疑难杂症效验秘方系列"包括肺病、肝胆病、肾病、高血压、中风、痛风、关节炎、肿瘤、甲状腺病、妇科疾病、不孕不育、男科疾病、骨关节疾病、脱发、皮肤病等，共计15个分册。每分册精选古今文献中效方验方数百首，既有中药内服方，又有针灸、贴敷等外治方。每首验方适应证明确，针对性强，疗效确切，患者可对症找到适合自己的中医处方，是家庭求医问药的必备参考书。

需要说明的是，原方中有些药物，按现代药理学研究结果是有毒副作用的，如川乌、草乌、天仙子、黄药子、雷公藤、青木香、马兜铃、生半夏、生南星、木通、商陆、牵牛子，等等，这些药物尤其是大剂量、长时间使用易发生中毒反应。故在选定某一验方之后，使用之前，请教一下专业人士是有必要的！

本套丛书参考引用了大量文献资料，在此对原作者表示衷心感谢！最后，愿我们所集之方，能够解除患者的病痛，这将是我们最为欣慰的事。

总主编　张光荣

2013 年 10 月

目录

第一章　脊柱骨关节病

第一节　落枕 …………… （2）

桂枝加葛根汤合推拿 …… （2）

柴葛解肌汤 ……………… （3）

复枕汤合手法 …………… （3）

葛根汤加味 ……………… （4）

葛菊汤合按摩 …………… （4）

麻黄加术汤 ……………… （5）

桂楼麻葛汤加味 ………… （5）

桂枝汤加减 ……………… （6）

桂枝芍药知母汤 ………… （6）

第二节　颈椎病 …………… （6）

通脉止眩汤合针刺 ……… （7）

舒颈汤 …………………… （8）

顽痹汤 …………………… （9）

蠲痹汤合针刺 …………… （9）

羌葛活血汤 ……………… （10）

柔肝补肾活血汤 ………… （10）

葛根汤加味 ……………… （10）

阳和汤 …………………… （11）

通络熄风汤 ……………… （11）

止痉散合白芍木瓜汤 …… （12）

身痛逐瘀汤 ……………… （12）

清眩汤 …………………… （13）

第三节　肋软骨炎 ………… （13）

活血祛痰汤 ……………… （14）

复肋活血汤 ……………… （15）

黄芪桂枝五物汤 ………… （15）

肋软骨炎解痛汤 ………… （16）

血府逐瘀汤 ……………… （16）

仙方二活汤 ……………… （17）

逍遥散结汤 ……………… （17）

小柴胡汤加减 …………… （18）

延郁止痛汤 ……………… （18）

阳和汤加味 ……………… （19）

活血通络止痛汤 ………… （19）

海藻玉壶汤 ……………… （20）

补阳还五汤合逍遥散 …… （20）

第四节　急性腰扭伤 ……… （21）

加味身痛逐瘀汤 ………… （22）

解痉汤 …………………… （22）

1

羌活桃仁汤 ……………… （23）

三香伸筋汤 ……………… （23）

桃仁红花汤 ……………… （24）

王不留行汤 ……………… （24）

血府逐瘀汤加味 ………… （25）

腰痛汤 …………………… （25）

益肾活血汤 ……………… （26）

泽兰汤 …………………… （26）

黄芪五物汤合针刺 ……… （27）

整腰汤 …………………… （28）

第五节　腰椎横突综合征

……………………………… （28）

补肾活血汤合手法 ……… （29）

地龙汤合小针刀 ………… （29）

活血逐瘀汤 ……………… （30）

强筋壮骨汤合手法 ……… （31）

桃仁红花煎加减 ………… （32）

桃红四物汤加减 ………… （32）

六味地黄汤 ……………… （33）

腰舒汤 …………………… （34）

药熨合中药内服 ………… （34）

滋阴通络汤合手法 ……… （35）

强腰活络汤合四子舒腰方

……………………………… （35）

第六节　腰肌筋膜劳损 …… （36）

柴杜汤 …………………… （37）

补肾壮筋汤 ……………… （38）

除湿补肾汤 ……………… （38）

补肾活血汤 ……………… （39）

独活寄生汤 ……………… （39）

二乌通痹汤 ……………… （40）

通络益肾汤 ……………… （40）

益肾舒筋汤 ……………… （41）

身痛逐瘀汤 ……………… （41）

阳和汤 …………………… （42）

腰脊劳损汤 ……………… （42）

加味芍药甘草汤 ………… （43）

腰痛汤 …………………… （43）

补肾祛瘀汤 ……………… （44）

肾着汤加味 ……………… （44）

第七节　椎间盘突出症 …… （45）

独活寄生汤 ……………… （46）

复元活血汤 ……………… （46）

葛根木瓜芍药汤 ………… （47）

加味龙胆泻肝汤 ………… （47）

柔肝补肾活血汤 ………… （48）

健运汤 …………………… （48）

舒腰痛安汤 ……………… （49）

四妙汤加味 ……………… （50）

桃红四物汤加味 ………… （50）

温筋活络汤 ……………… （51）

益肾通痹汤 ……………… （51）

壮腰祛风镇痛汤 ………… （52）

健腰舒筋汤 ……………… （52）

三甲补肾健骨汤 ………… （53）

逍龙汤合索引 …………… （53）

通督腰复汤 ……………… （54）

腰痛灵汤 ………………… （55）

第八节　腰椎管狭窄症 …… （55）

独活寄生汤合蜡疗 ……… （56）

加味补阳还五汤 ………… (57)

补肾活血汤 ………………… (57)

羌活胜湿汤加味 ………… (58)

身痛逐瘀汤加减 ………… (58)

通督活血汤 ………………… (59)

通脉活血汤合药熨 ……… (59)

腰痛汤 ……………………… (60)

益肾活血汤 ………………… (61)

壮骨通督汤 ………………… (61)

补肾通督壮腰汤 ………… (62)

门氏活化汤 ………………… (62)

第九节 骶尾痛 ………… (63)

尾骶汤合董氏奇穴针刺法

………………………………… (63)

汪氏熏洗方 ………………… (64)

梁氏活血方 ………………… (64)

紫金酒 ……………………… (65)

第十节 强直性脊柱炎 …… (66)

加减木防己汤合手法 …… (66)

加减独活寄生汤 ………… (67)

朱氏扶正蠲痹方 ………… (68)

朱氏益肾蠲痹方 ………… (68)

朱氏益肾壮督方 ………… (69)

舒督饮 ……………………… (69)

强肾活血通痹汤合外蒸

………………………………… (69)

张氏熏洗方 ………………… (70)

温经蠲痹汤合理疗

………………………………… (71)

腰痛汤合理疗 ……………… (71)

第二章 四肢骨关节病

第一节 肩关节周围炎 …… (74)

舒筋解凝汤合手法 ……… (74)

独活寄生汤 ………………… (75)

益气复原汤 ………………… (76)

艾灸合当归鸡血藤汤 …… (76)

补阳还五汤 ………………… (77)

当归四逆汤 ………………… (77)

黄芪桂枝五物汤 ………… (78)

肩痹汤合穴位注射 ……… (78)

二仙汤加味合针灸 ……… (79)

肩舒汤 ……………………… (80)

蠲痹汤加味 ………………… (80)

宽筋汤 ……………………… (80)

八珍汤加味 ………………… (81)

针刺合透骨伸筋汤 ……… (81)

舒筋通络汤 ………………… (82)

止痛汤 ……………………… (83)

乌头汤加味 ………………… (83)

第二节 肘关节骨化性肌炎

………………………………… (84)

孙氏熏洗方合手法 ……… (84)

张氏活血方合熏洗方 …… (85)

舒筋软坚汤 ………………… (86)

李氏熏洗方 ………………… (86)

第三节 肘关节僵直症 …… (87)

朱氏熏洗方 ………………… (88)

辛氏熏洗方合手法 ……… (88)

刘柏龄熏洗方合按摩 …… (89)

林如高化瘀通络洗剂合手法
………………………………（90）
宁氏熏洗方 …………（91）
许氏熏洗方合喷酒按摩
………………………………（92）
张氏熏洗方合手法 ……（93）
李氏熏洗方合手法 ……（94）
龙氏熏洗方合手法按摩
………………………………（94）
王氏熏洗方 …………（95）
葛氏熏洗方 …………（96）
伸筋汤熏洗 …………（96）
李氏熏洗方合手法 ……（97）

第四节　桡骨茎突狭窄性腱鞘炎
………………………………（98）
黄氏补气养血方合封闭疗法
………………………………（98）
透骨草熏洗方合手法 ……（99）
吴氏熏洗方合手法 ……（100）
化瘀止痛膏 …………（100）
张氏外敷方 …………（101）
加味透骨袋泡剂 ……（101）
灵风散 ………………（102）
回阳散 ………………（102）
于氏外敷方 …………（103）

第五节　腕管综合征 ……（103）
中药外洗合弹响指法 ……（104）
张氏熏洗方合手法 ……（105）
王氏活血方合熏洗方 ……（105）
徐氏熏洗方合手法 ……（106）

张氏熏洗方 …………（107）
黄芪桂枝五物汤合针灸
………………………………（107）
辛氏熏洗方合手法 ……（108）

第六节　髋关节滑膜炎 …（108）
活血利湿通络汤 ……（109）
王氏活血方合关节冲洗
………………………………（110）
桃红四物汤加味 ……（110）
蠲痹汤加味 …………（111）
十全大补汤加味 ……（111）
舒筋通络汤 …………（112）
何氏逐阴散 …………（112）
单方白茅根汤合舒筋方熨烫
………………………………（113）

第七节　梨状肌综合征 …（113）
归芪独寄汤 …………（114）
石氏逐痰通络汤 ……（115）
鹿地五虫汤 …………（115）
伸筋汤 ………………（116）
活血解痉汤 …………（116）
舒痹止痛汤 …………（117）
血府逐瘀汤 …………（117）
桃红四物汤 …………（118）
蠲痹消痛汤 …………（118）
三藤活络汤 …………（119）
独活寄生汤 …………（120）

第八节　髌骨软化症 ……（120）
六味四虫汤 …………（121）
熏敷方合手法 ………（121）

逐痹通络汤合手法 …… （122）
二草二皮汤 ………… （123）

第九节　胫骨结节骨软骨炎
　　　　　………………… （123）
潘氏熏洗方合理疗 …… （124）
软坚散外敷 ………… （125）
四黄散 ……………… （125）
消瘀止痛膏外敷 …… （126）

第十节　跟痛症…………… （126）
跟痛熏洗方 ………… （127）
川芎熏洗方 ………… （127）
顿足锻炼合熏洗 …… （128）
跟痛外敷单方 ……… （129）
强骨行军散熏蒸 …… （129）
六味地黄丸合中药熏洗
　　　　　………………… （129）
强筋止痛方 ………… （130）
李氏温经方合手法 …… （130）

第三章　骨蚀症

第一节　月骨无菌性坏死
　　　　　………………… （133）
补肾健骨方加减 ……… （133）

第二节　股骨头无菌性坏死
　　　　　………………… （134）
益肾通络汤 ………… （134）
加味阳和汤 ………… （135）
补肾复活汤 ………… （136）
桂枝芍药知母汤加减 … （136）

填精补肾汤 ………… （137）
活血止痛汤 ………… （137）
生髓强骨汤 ………… （137）
益气壮骨汤 ………… （138）
活血止痛膏 ………… （138）
补骨丸 ……………… （139）
玉骨散 ……………… （139）
补肾填髓汤 ………… （140）

第三节　骨折不愈合 …… （140）
损伤散 ……………… （141）
续断接骨汤 ………… （141）

第四章　痹证

第一节　风湿性关节炎 … （143）
独活寄生汤加减 …… （143）
李氏熏洗方 ………… （143）

第二节　类风湿关节炎 … （144）
顽痹排毒汤 ………… （144）
消关汤 ……………… （145）
消湿通络汤 ………… （145）
桂枝芍药知母汤 …… （146）
四藤饮 ……………… （146）
乌头酊 ……………… （147）
桂枝葛根汤加味 …… （147）
桂枝汤加味 ………… （148）
黄芪桂枝五物汤加减 … （148）
祛风克痹汤 ………… （149）
四物汤加减 ………… （149）
活血通络汤 ………… （149）

第三节 痛风性关节炎 … （150）
  四妙丸加味 ……………… （151）
  大柴胡汤加减 …………… （151）
  白虎加桂枝汤加减 …… （152）
  祛风宣痹汤治疗 ……… （152）
  加减木防己汤 …………… （153）
  茵陈五苓散加减 ……… （154）
  祛风定痛汤 ……………… （154）
  清热定痛汤 ……………… （155）
  二妙散加味 ……………… （155）
  化浊汤 …………………… （156）
  柳豆叶合方 ……………… （156）

第四节 化脓性关节炎 … （157）
  败酱草汤 ………………… （157）
  犁头草 …………………… （157）
  托里透脓汤加减 ……… （158）
  仙方活命饮 ……………… （159）
  五味消毒饮合五神汤加减
  ……………………………… （159）
  荆防败毒散加减 ……… （160）

第五节 创伤性骨关节炎
  ……………………………… （160）
  二草栀钱汤合手法 …… （160）
  双柏散 …………………… （161）
  外伤洗药方 ……………… （161）
  小活络丹加减方 ……… （162）
  叶氏熏洗方 ……………… （162）
  杨氏温经熏洗方 ……… （163）
  朱氏温经熏洗方 ……… （164）

第五章 骨痈疽

第一节 急性化脓性骨髓炎
  ……………………………… （166）
  三黄散 …………………… （166）
  五味消毒饮加减 ……… （167）
  托里消毒饮加减 ……… （167）
  解毒透脓汤 ……………… （167）

第二节 慢性骨髓炎 … （168）
  地黄双花汤 ……………… （168）
  川黄燥湿汤 ……………… （169）
  骨髓散 …………………… （169）
  双花芷辛甘汤加减 …… （170）
  骨髓炎康丸 ……………… （170）
  四妙散合阳和汤加减 … （171）
  浴敷散 …………………… （171）

第三节 硬化性骨髓炎 … （172）
  化瘀散 …………………… （172）
  活血顾津汤 ……………… （173）
  六味地黄汤加减 ……… （173）
  阳和汤加减 ……………… （174）
  调瘀肾气汤 ……………… （174）

第六章 骨痨

第一节 脊柱结核 ………… （176）
  骨结核丸 ………………… （176）
  黄精百部合剂加减 …… （176）
  骨痨散 …………………… （177）
  骨痨丸 …………………… （177）

金匮肾气丸加味 ……… （178）

抗痨散 …………… （178）

克骨汤 …………… （178）

人参养荣汤加减 ……… （179）

第二节　髋关节结核 …… （179）

抗痨散 …………… （180）

清解抗痨汤 ………… （180）

阳和解痨汤 ………… （180）

第三节　膝关节结核 …… （181）

万氏秘方 …………… （181）

史氏骨痨方 ………… （181）

阳和二陈汤加味 ……… （182）

透脓散加味 ………… （182）

龟鹿二仙汤 ………… （182）

滋阴解毒排痨汤 ……… （183）

第七章　骨质疏松症

右归丸加减 ………… （185）

二仙补肾汤 ………… （185）

龟鹿坚骨汤 ………… （186）

壮骨益髓汤 ………… （186）

强骨汤 …………… （187）

益肾活血汤 ………… （187）

四君逐瘀汤 ………… （188）

补肾活血汤 ………… （188）

补肾强骨活血方 ……… （189）

独活寄生汤 ………… （189）

固疏右归方 ………… （190）

肾气二陈汤 ………… （190）

阳和汤加减 ………… （191）

益肾壮骨丸 ………… （191）

补肾益肝汤 ………… （191）

第八章　神经痛

第一节　三叉神经痛 … （194）

祛风痛饮 …………… （194）

蛎参定痛汤 ………… （195）

龙胆泻肝汤加减 ……… （195）

三叉立止汤 ………… （196）

三虫汤合刺络拔罐法 … （196）

疏风散 …………… （197）

桃红芎麻汤 ………… （197）

芎芷汤 …………… （198）

止痛汤 …………… （198）

外用方 …………… （199）

芎芥三叉汤 ………… （199）

白川延方 …………… （200）

第二节　肋间神经痛 … （201）

柴胡疏肝散加减 ……… （201）

丹参饮 …………… （202）

复元活血汤加减 ……… （202）

桂枝汤加减 ………… （203）

九味胁痛汤 ………… （203）

马钱乳没散 ………… （204）

逍遥散加减 ………… （204）

旋覆花汤加减 ……… （205）

龙胆泻肝汤加味 ……… （205）

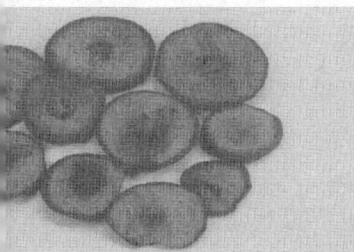

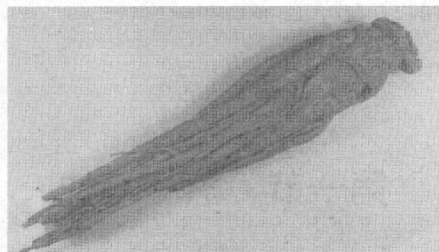

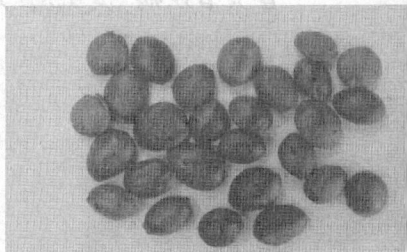

第一章

脊柱骨关节病

　　脊柱骨关节疾病包括脊柱的肥大性关节炎，以及由颈、腰段脊柱退变为基础引起的临床综合病证，属于中医学痹证、颈肩痛、腰腿痛的范畴。

　　脊柱骨关节病的部位不同，其临床表现亦异。一般表现为颈臂痛、背痛或腰腿痛。疼痛有一定规律，当保持一个姿势过久，血流不畅，骨内压力增高时，疼痛加重；适当活动，血流改善，则症状缓解；活动过多，摩擦加大，不仅加重炎症，亦加重症状。体检不能查到局限压痛点，叩击疼痛的局部，患者反觉舒适。

　　中医学认为，痹证和颈肩痛、腰腿痛的形成，不外"邪实正虚"之变，邪实是外力所伤、瘀血内滞或外邪侵袭，经脉痹阻；正虚是肾元亏虚，肝血不足等，往往交杂兼并为患。脊柱易于遭邪受损，瘀血证应当明确其部位，外邪证应了解其风寒湿之偏盛。如若正虚为主，又需明确肝肾之间何脏为主，阴阳之中有无偏颇。分别予以逐瘀祛风，散寒化湿，补益肝肾，调正阴阳。治疗大法必含有祛邪扶正两大因素，二者可有偏重但绝不可偏废。在施治手段上，必须强调内外合用，既要有药物内治其脏腑，又要有膏药、手法、针灸等外理其筋络。

第一节 落 枕

落枕，亦称"失枕"，是一种以颈部疼痛，颈项僵硬，转侧不便为主要表现的颈部软组织急性扭伤或炎症性疾病，好发于青壮年，以冬春季多见。落枕的常见表现为晨起突感颈后部、上背部疼痛不适，以一侧为多，或有两侧俱痛者，或一侧重，一侧轻。多数患者可回想到昨夜睡眠位置欠佳，检查时颈部肌肉有触痛。由于疼痛，使颈项活动欠利，不能自由旋转，严重者俯仰也有困难，甚至头部强直于异常位置，使头偏向病侧。检查时颈部肌肉有触痛、浅层肌肉有痉挛、僵硬，摸起来有"条索感"。

落枕的病因主要有三个方面：一是肌肉扭伤，如夜间睡眠姿势不良，头颈长时间处于过度偏转的位置；或因睡眠时枕头不合适，过高、过低或过硬，使头颈处于过伸或过屈状态，均可引起颈部一侧肌肉紧张，使颈椎小关节扭错，时间较长即可发生静力性损伤，使伤处肌筋强硬不和，气血运行不畅，局部疼痛不适，动作明显受限等；二是感受风寒，如睡眠时受寒，盛夏贪凉，使颈背部气血凝滞，筋络痹阻，以致僵硬疼痛，动作不利；三是患者本身患有颈椎病，容易反复出现落枕。

本病的诊断要点主要包括：①有睡眠姿势不良或睡卧时感受风寒史；②急性发病，睡眠后一侧颈部出现疼痛，酸胀，可向上肢或背部放射，活动不利，活动时伤侧疼痛加剧，严重者使头部歪向病侧；③常有颈肌痉挛，胸锁乳突肌、斜方肌、菱形肌及肩胛提肌等处压痛。在肌肉紧张处可触及肿块和条索状的改变。

❀ 桂枝加葛根汤合推拿

葛根 30g　桂枝 10g　白芍 10g　威灵仙 10g　麻黄 5g　羌活 15g
川芎 15g　甘草 10g　生姜 6 片

【用法】水煎服，每天 2 次，每日 1 剂。

配合手法治疗：采用推拿治疗，所用手法有扳、揉、搓、拿等。取穴肩井、风池、天宗、大椎、风府、落枕、阿是穴等，施术约30分钟。

【功效】通络止痛，舒经解肌。

【适应证】**落枕，尤以睡卧时感受风寒者为佳。**

【疗效】手法结合中药内服治疗38例，治愈率达100%，3日内治愈者占90%，明显高于单纯手法治疗的75%。

【来源】马宁. 桂枝加葛根汤配合推拿治疗落枕38例. 中国民间疗法，2003，11（3）：36

柴葛解肌汤

柴胡10g 葛根20g 白芷10g 羌活10g 防风10g 豆蔻20g 黄芩10g 甘草3g

【用法】水煎服，每天2次，每日1剂。

【功效】辛凉解肌，清热透表。

【适应证】**落枕（风寒表证未解，邪热初犯）。**症见：起床后颈部酸痛，肌肉僵硬，活动不利，或伴恶寒渐轻，身热增盛，无汗头痛，舌苔薄黄，脉浮微洪。

【疗效】治疗35例，服用2剂后治愈者12例，服用3~4剂治愈者23例，总有效率100%。

【来源】陈茂顺，王小金. 柴葛解肌汤加减治疗落枕临床体会. 中华临床医药杂志，2004，5（1）：52

复枕汤合手法

葛根20g 桂枝10g 桑枝15g 丝瓜络15g 元胡10g

【用法】水煎服，每天2次，每日1剂。

手法：①按摩：患者坐位。医者立于其后，一手扶患者头部，另一手用拇指捏颈部痉挛肌肉数次。接着按风池、风府、天柱、肩井穴数次。医者用鱼际或掌根推揉患侧肩部肌肉，提捏斜方肌，被动运动肩关节，松弛肌肉。再按摩两侧颈部肌肉使其放松，并逐渐按压头部使其屈曲。②点穴弹筋：用拇指按压压痛点（阿是穴）1分钟左右，然后用两手夹持颈部肌肉。向上提起后迅速松脱，反复数次。③拍打：经以上手法后，医者五指并拢，由颈部分别向两肩用虚掌平拍颈背部，反复操作 1 分钟。

【功效】疏风通络，化痰除湿，通痹止痛。

【适应证】**落枕（风寒湿型）**。适用于平素缺乏锻炼，身体虚弱，或嗜食酒醴肥甘。损伤脾胃，痰湿内停，复遭风寒侵袭，致经络不疏者，舌淡，苔白腻，脉弦紧。

【疗效】配合手法治疗 43 例，治愈 37 例，显效 5 例，有效 1 例，无效 0 例，总有效率为 100%。

【来源】王武炼，王定义，何斌. 复枕汤配合手法治疗落枕 43 例. 福建中医药，2002，33（5）：23

葛根汤加味

葛根 30g　麻黄 9g　桂枝 10g　连翘 10g　生姜 3 片　炙甘草 6g
白芍 15g　大枣 12 枚

【用法】水煎服，每天 2 次，每日 1 剂。将药渣再煎 1 次，取汁热敷患侧颈部，并进行适当按摩。

【功效】散寒解肌，活血通络，柔筋止痛。

【适应证】**落枕因睡时外感风寒，见颈肩部僵硬冷痛，或伴风寒感冒者。**

【疗效】治疗 23 例，用药 1～4 剂全部治愈，治愈率为 100%。

【来源】麻莉，薛京花. 葛根汤加味治疗落枕 23 例. 中国民间疗法，2001，9（10）：52

葛菊汤合按摩

葛根 30g　菊花 15g　生白芍 24g　柴胡 2g　甘草 9g

【用法】每日 1 剂，水煎分 2 次于饭后半小时温服。服用时加入红糖 30g。卧床休息 1 小时取微汗。

按摩治疗：患者取坐位，头部自然位。医者站立其后，拇指指腹取颈项疼痛点"阿是穴"（用力程度以患者能忍受为度），采用攘、提、拿、捏手法按摩痛点。同时让患者颈部向左、向右做缓缓转动达 60°～80°，前屈后伸 35°～40°，两侧弯曲约 45°，持续约 1 分钟后改中度用力按摩阿是穴 30 秒。

【功效】疏风散寒，宣痹通络。

【适应证】落枕，睡卧时感受风寒，颈肩僵硬疼痛，或伴麻痹者。

【疗效】配合手法治疗 39 例，服用 2 ~ 4 次全部治愈，总治愈率 100%。

【来源】杨文章，王尚威. 葛菊汤配合按摩治疗落枕 39 例. 中国民间疗法，2007，15（12）：50 – 51

麻黄加术汤

白术 12g　麻黄 9g　桂枝 6g　杏仁 6g　甘草 3g

【用法】每日 1 剂，水煎分 2 次于饭后 0.5 小时温服，4 天为 1 个疗程。

刺络拔罐：主穴取阿是穴（颈部压痛最显处），配穴取风门、肩井。用力揉按穴位片刻，常规消毒后，用皮肤针中等力度叩刺出血。然后拔火罐，留罐 10 分钟，使出血量为 3 ~ 5ml。每日 1 次，连续治疗 4 次为一疗程，治疗 1 个疗程。

【功效】发汗解表，散寒祛湿。

【适应证】落枕，睡时受寒，次日见头项强痛，肢体酸痛者。

【疗效】配合手法治疗 32 例，痊愈 27 例，好转 4 例，无效 1 例，总有效率 96.9%，由于单纯手法治疗组。

【来源】欧莉，曾小红，赵鹏. 麻黄加术汤配合拔罐治疗落枕疗效观察. 实用中医药杂志，2009，（12）：790

桂楼麻葛汤加味

桂枝 12g　栝楼根 24g　麻黄 10g　葛根 30g　川芎 18g　白芍 24g
甘草 10g

【用法】水煎服，每天 2 次，每日 1 剂。

【功效】通络柔筋，理血缓急。

【适应证】落枕（筋脉滞涩型）。症见：颈项拘急，或颈项酸楚疼痛，或颈项强硬，活动不便，或颈项有压痛，或肩背酸痛不利，或上肢麻木不仁。

【临证加减】若颈项酸楚明显，加羌活、独活，以祛湿通络；若颈项疼痛明显，加乳香、没药，以活血止痛；若受凉恶风明显，加附子，以温经散寒；若外伤引起，加桃仁、土元，以活血通络；若颈项酸胀明显，加柴胡、威灵仙，以理气通脉；若经常大便干结者，加大黄、芒硝，以泻热通便。

【疗效】治疗 120 例，痊愈 95 例，好转 22 例，无效 3 例，总有效率 97.5%。

【来源】王付. 落枕妙方桂楼麻葛汤. 家庭医学：上半月，2006：58

桂枝汤加减

葛根 30g　桂枝 15g　白芍 15g　防风 10g　甘草 10g　大枣 7 枚
生姜 3 片

【用法】水煎服，每天 2 次，每日 1 剂。

【功效】解肌发表，调和营卫。

【适应证】**落枕（外感风寒夹湿型）**。症见：睡卧后颈肩部麻木不仁，僵硬疼痛，或伴头晕目眩，头重如裹，纳呆，舌淡，苔白腻，脉弦滑。

【疗效】治疗 25 例，痊愈 20 例，显效 4 例，好转 1 例，总好转率 100%。

【来源】杨文艳. 桂枝汤加减治疗落枕 25 例疗效观察. 社区中医药，2012，14（12）：224

桂枝芍药知母汤

桂枝 10g　麻黄 6g　白芍 15g　附子 10g　白术 10g　防风 10g　羌活 10g　葛根 15g　甘草 5g

【用法】水煎服，每天 2 次，每日 1 剂。

【功效】解肌发表，调和营卫，兼以化湿。

【适应证】**落枕（外感风寒夹湿型）**。症见：睡卧后颈肩部麻木不仁，僵硬疼痛，或伴头晕目眩，头重如裹，纳呆，舌淡，苔白腻，脉弦滑。

【疗效】治疗后诸症皆除。

【来源】李国中. 桂枝芍药知母汤新用. 江西中医药，2001，32（1）：32

第二节　颈椎病

颈椎病，中医学称"项痹病"，是指颈椎间盘退行性变、颈椎肥厚增生以及颈部损伤等引起颈肩痛、头晕头痛、上肢麻木、肌肉萎缩、严重者双下肢痉挛、行走困难，甚至四肢麻痹、大小便障碍、瘫痪等一系列症状的临床综合征。

本病的诊断要点主要包括：①有慢性劳损或外伤史。或有颈椎先天性畸形、颈椎退行性病变。②多发于40岁以上中年人，长期低头工作者或习惯于长时间看电视、录像者，往往呈慢性发病。③颈、肩背疼痛，头痛头晕，颈部板硬，上肢麻木。④颈部活动功能受限，病变颈椎棘突和患侧肩胛骨内上角常有压痛，可摸到条索状硬结，可有上肢肌力减弱和肌肉萎缩，臂丛牵拉试验阳性。压头试验阳性。⑤X线正位摄片显示，钩椎关节增生，张口位可有凿状突偏歪。侧位摄片显示颈椎曲度变直，椎间隙变窄，有骨质增生或韧带钙化，斜位摄片可见椎间孔变小。CT及磁共振检查对定性定位诊断有意义。

临床上，颈椎病主要分5种类型，①神经根型：颈椎间盘退行性改变或骨质增生的刺激，压迫脊神经根，引起上肢的感觉、运动功能障碍，常表现为一侧上肢节段的运动障碍或感觉麻木。②脊髓型：颈椎间盘突出、韧带肥厚骨化或者其他原因造成颈椎椎管狭窄，脊髓受压和缺血，引起脊髓传导功能障碍者。有的以上肢开始发病，向下肢发展；有的以下肢开始发病，向上肢发展。主要表现为走路不稳、四肢麻木、大小便困难等。③椎动脉型：由于钩椎关节退行性改变的刺激，压迫椎动脉，造成椎基底动脉供血不全者，常伴有头晕、黑矇等症状，与颈部旋转有关。④交感神经型：颈椎间盘退行性改变的刺激，压迫颈部交感神经纤维，引起一系列反射性症状者，临床上比较少见，而且常与心血管疾病、内分泌疾病等混杂在一起，难以鉴别。⑤其他型：指食管压迫型，吞咽有异物感，临床上非常罕见。

中医学认为感受外邪、跌仆损伤、动作失度，可使项部经络气血运行不畅，故颈部疼痛、僵硬、酸胀；肝肾不足，气血亏损，督脉空虚，筋骨失养，气血不能养益脑窍，而出现头痛、头晕、耳鸣、耳聋；经络受阻，气血运行不畅，导致上肢疼痛麻木等症状。

通脉止眩汤合针刺

地龙10g 川芎15g 红花10g 桃仁10g 羌活10g 没药5g 当归15g 香附10g 牛膝15g 秦艽10g 五灵脂10g

【用法】日1剂，水煎2次取汁400ml分早晚2次口服。

针刺治疗取穴：风池、天柱、完骨、晕听区、百会、列缺及 2～4 对颈夹脊穴。若为双侧穴则取双侧。操作：患者坐位，常规消毒后，针刺完骨、风池、天柱穴时，针尖微下向咽喉方向斜刺 0.8～1.0 寸，而后捻转，采用平补平泻法。针刺百会穴时针尖向后斜刺 0.5～1.5 寸，采用捻转补法。晕听区连续 2 针刺入皮下，深度达帽状筋膜，再取病变局部对应颈夹脊穴，进针 0.8～1.0 寸，采用平补平泻法。均使之得气，局部有酸胀感或颈枕、头顶部出现针感传导。每日 1 次，留针 30 分钟。

【功效】通脉活血，行气止眩。

【适应证】**椎动脉型颈椎病（气滞血瘀型）**。症见：头晕、黑矇，并与颈部旋转有关，颈肩部、上肢刺痛，痛处固定，伴有肢体麻木，舌质暗，脉弦。

【疗效】治疗 25 例，治愈 15 例，好转 6 例，未愈 4 例，总有效率 84%，配合针灸治疗有效率可达 91%。

【来源】杜伟华，周军霞，杜若瑾. 针刺配合中药治疗椎动脉型颈椎病 55 例疗效观察. 河北中医，2011. 33（12）：1794－1795.

🪷 舒颈汤

威灵仙 15g　当归 12g　葛根 3　肉苁蓉 12g　杜仲 15g　白芷 12g　淫羊藿 15g　川芎 15g　红花 12g　伸筋草 12g　泽泻 9g　秦艽 12g

【用法】水煎服，每天 2 次，每日 1 剂。7 剂为 1 个疗程，连续治疗 4 个疗程。

【功效】通经活络，行气止痛，补益肝肾。

【适应证】**颈椎病（肝肾不足型）**。症见：眩晕头痛，耳鸣耳聋，失眠多梦，肢体麻木，面红目赤，舌红少津，脉弦。

【临证加减】气滞血瘀者加乳香 12g、没药 15g；痰湿阻络者加半夏 12g、茯苓 9g、白术 9g；风寒湿者加桂枝 15g、羌活 12g、防风 12g、细辛 3g；肝肾亏虚者加牛膝 15g、狗脊 12g；气血不足者加黄芪 15g、熟地 12g、人参 12g；麻木明显者加全蝎 1.5g；眩晕明显者加丹参 9g；太阳头痛加蔓荆子；阳明头痛加知母；少阳头痛加柴胡、黄芩；厥阴头痛加吴茱萸、藁本等做引经药。

【疗效】治疗 59 例，治愈 34 例，好转 21 例，无效 4 例，总有效率 93.22%。

【来源】金荣耀，谭伟. 自拟舒颈汤治疗颈椎病临床观察. 内蒙古中医药，2012，31（9）：43

顽痹汤

山萸肉 30g　生白芍 30g　炙甘草 30g　皂角刺 30g　鸡血藤 15g
威灵仙 15g　木瓜 15g

【用法】水煎服，每天 2 次，每日 1 剂。7 剂为 1 个疗程，连续 4 个疗程。

【功效】行气通络，祛风除湿，缓急止痛。

【适应证】**颈椎病（风寒湿型）**。症见：颈、肩、上肢串痛麻木，以痛为主，头有沉重感，颈部僵硬，活动不利，恶寒畏风，舌淡红，苔薄白，脉弦紧。

【临证加减】肩颈部拘急不适者，加葛根 30g；头晕者加天麻 10g；双上肢麻木者加用桑枝 10g；有明显气虚表现的，可加蜜黄芪 30g；肥胖痰湿较重者加用半夏 15g；虚寒明显者可加附子 10～15g；热盛者加金银花 20g。

【疗效】治疗 37 例，显效 24 例，有效 10 例，无效 3 例，其中轻症患者 1 个疗程有效，重度患者 3 个疗程。总有效率为 89.4%。

【来源】邵粮. 顽痹汤治疗颈椎病 38 例. 医学信息，2011，24（9）：180

蠲痹汤合针刺

生黄芪 30g　姜黄 15g　防风 15g　羌活 15g　白芍 30g　当归 10g
炙甘草 10g

【用法】水煎服，每天 2 次，每日 1 剂。针刺颈百劳、颈夹脊、肩井、阿是穴等穴。

【功效】补气活血，祛风除湿，缓急止痛。

【适应证】**颈椎病（气血亏虚型）**。症见：头晕目眩，面色苍白，心悸气短，四肢麻木，倦怠乏力，舌淡苔少，脉细弱。

【临证加减】神经根型则在本方的基础上加入桂枝、桑枝、王不留行、赤芍、蜈蚣、威灵仙；椎动脉型则加赤芍、葛根、川芎、川乌、草乌等；交感型则加入半夏、天麻、白芥子、茯苓等诸药。

【疗效】配合针灸治疗 22 例，治愈 15 例，好转 6 例，未愈 1 例，总有效率为 95.45%。

【来源】章良. 蠲痹汤配合针刺治疗颈椎病疗效观察. 广西中医药，2012，35（5）：17-18

🪷 羌葛活血汤

葛根 30g 羌活 15g 黄芪 20g 当归 20g 桃仁 10g 红花 12g 川芎 30g 元胡 12g 丹参 30g 乳香 12g 没药 12g

【用法】水煎服，每天 2 次，每日 1 剂。

【功效】行气散瘀，通络止痛。

【适应证】**颈椎病（气滞血瘀型）**。症见：颈肩部、上肢刺痛，痛处固定，伴有肢体麻木，舌质暗，脉弦。

【临证加减】上肢麻木者加桂枝 12g、全蝎 5g、地龙 12g、鸡血藤 30g；头闷晕者加天麻 12g、菊花 15g、泽泻 20g。

【疗效】治疗 120 例，显效 47 例，有效 69 例，无效 4 例，总有效率 96.7%。

【来源】李自华. 羌葛活血汤治疗颈椎病 120 例. 中国中医药现代远程教育，2011，9（16）：10

🪷 柔肝补肾活血汤

生地黄 30g 白芍 30g 葛根 30g 鸡血藤 30g 枸杞子 15g 当归 15g 木瓜 15g 制首乌 20g 川芎 10g

【用法】水煎服，每天 2 次，每日 1 剂。15 天为 1 个疗程。

【功效】柔肝补肾，活血通络止痛。

【适应证】**颈椎病（肝肾不足型）**。症见：眩晕头痛，耳鸣耳聋，失眠多梦，肢体麻木，面红目赤，舌红少津，脉弦。

【临证加减】风邪侵袭者加防风、天麻各 10g；偏寒者加制川乌、制草乌各 9g；偏湿者加薏苡仁 30g，威灵仙 12g；偏热者加忍冬藤 30g，络石藤 15g；兼气虚者加生黄芪 30g；疼痛日久不愈者加蜈蚣 4 条，全蝎 10g。

【疗效】治疗 45 例，痊愈 18 例，显效 12 例，好转 8 例，无效 7 例，总有效率 84.4%。

【来源】冯家昌. 自拟柔肝补肾活血汤治疗颈椎病 45 例. 浙江中医杂志，2011，46（5）：348

🪷 葛根汤加味

葛根 20g 麻黄 10g 桂枝 10g 生姜 10g 白芍 10g 炙甘草 6g

大枣5枚　姜活10g　川乌6g　秦艽6g

【用法】水煎服，每天2次，每日1剂。

【功效】温经散寒，行气通络，涤痰除湿。

【适应证】**颈椎病（风寒湿型）**。症见：颈、肩、上肢串痛麻木，以痛为主，头有沉重感，颈部僵硬，活动不利，恶寒畏风，舌淡红，苔薄白，脉弦紧。

【疗效】治疗120例，痊愈95例，好转22例，无效3例，总有效率97.5%。

【来源】黄昌计．葛根汤加味治疗颈椎病120例疗效观察．中医临床研究，2012，4（7）：90

阳和汤

熟地30g　白芥子10g　木瓜9g　鹿角胶9g　麻黄3g　肉桂3g
姜炭6g　生甘草6g　生半夏6g　片姜黄6g　丹参12g

【用法】水煎服，每天2次，每日1剂。药渣煎水外洗颈部、肩部，20天为1个疗程。

【功效】温阳活血，散寒通滞，通络止痛。

【适应证】**神经根型颈椎病（痰湿阻络型）**。症见：一侧或双侧上肢节段的运动障碍或感觉麻木，伴头晕目眩，头重如裹，四肢麻木不仁，纳呆，舌暗红，苔厚腻，脉弦滑。

【疗效】治疗136例，痊愈96例，好转32例，无效8例，总有效率94.1%。

【来源】刘迪加．阳和汤治疗神经根型颈椎病136例．内蒙古中医药，2012，31（9）：42

通络熄风汤

天麻30g　钩藤30g　白蒺藜30g　葛根30g　川芎30g　当归15g
制何首乌15g　柴胡15g　丹参15g　地龙15g　赤芍15g　川牛膝15g
生地黄10g　防风10g　白芍10g　白芷10g　桔梗10g　红花10g
枳壳6g　甘草6g

【用法】水煎服，每天2次，每日1剂。

【功效】通络熄风，平肝潜阳。

【适应证】椎动脉型颈椎病（肝阳上亢型）。症见：眩晕耳鸣，头目胀痛，面红目赤，急躁易怒，心悸健忘，失眠多梦，腰膝酸软，口苦咽干，舌红，脉细数等。

【临证加减】恶心加代赭石（先煎）30g，竹茹6g；头晕，头痛甚者加炙龟板（先煎）、生龙骨（先煎）、生牡蛎（先煎）各30g。

【疗效】治疗80例，痊愈32例，显效28例，好转12例，无效8例，总有效率90.0%。治疗后左椎动脉（LVA）、右椎动脉（RVA）、基底动脉（BA）的平均流速（Vm）与治疗前比较均明显增快。

【来源】郝先辉. 通络熄风汤治疗椎动脉型颈椎病80例. 光明中医, 2012, 27 (3)：495 – 496

止痉散合白芍木瓜汤

白芍20g　木瓜15g　川芎15g　鸡血藤20g　甘草7g　杜仲10g　鹿衔草15g　羌活10g　葛根10g　蜈蚣2条（研末分2次冲服）　全蝎4g（研末分2次冲服）

【用法】水煎服，每天2次，每日1剂。

【功效】活血止痛，祛风通络，温经散寒。

【适应证】颈椎病（风寒湿型）。症见：颈、肩、上肢串痛麻木，以痛为主，头有沉重感，颈部僵硬，活动不利，恶寒畏风，舌淡红，苔薄白，脉弦紧。

【临证加减】风寒阻络者加白芷、蔓荆子各15g；气滞血瘀者加乳香、没药各15g；气血不足者加黄芪、党参各3g；肝阳上亢者加天麻、钩藤各20g。

【疗效】治疗168例，痊愈80例，显效65例，有效20例，无效3例，总有效率98.2%。

【来源】郭履成. 止痉散合白芍木瓜汤治疗颈椎病328例. 中医药导报, 2011, 17 (2)：53 – 54

身痛逐瘀汤

秦艽10g　川芎10g　桃仁10g　红花10g　羌活10g　没药5g　当归10g　香附10g　牛膝15g　地龙10g　五灵脂10g

【用法】水煎服，每天 2 次，每日 1 剂。

【功效】活血行气，祛瘀通络，通痹止痛。

【适应证】**椎动脉型颈椎病（气滞血瘀型）**。症见：眩晕头痛，颈肩部、上肢刺痛，痛处固定，伴有肢体麻木，舌质暗，脉弦。

【疗效】治疗 51 例，痊愈 16 例，显效 23 例，好转 12 例，无效 0 例，总有效率 100.0%。

【来源】刘晔．身痛逐瘀汤治疗椎动脉型颈椎病 51 例临床观察．中国医药指南，2011，9（4）：130 – 131

🌸 清眩汤

半夏 10g　茯苓 30g　菖蒲 20g　远志 10g　升麻 10g　当归 20g　川芎 15g　龙骨 30g　牡蛎 30g　天麻 10g　牛膝 10g　甘草 10g

【用法】水煎服，每天 2 次，每日 1 剂。

【功效】化痰除瘀，清眩开窍。

【适应证】**颈椎病（痰湿阻络型）**。症见：头晕目眩，头重如裹，四肢麻木不仁，纳呆，舌暗红，苔厚腻，脉弦滑。

【疗效】治疗 136 例，痊愈 78 例，显效 34 例，好转 15 例，无效 9 例，总有效率 93.38%。

【来源】齐立卿，王景新，王金榜．清眩汤治疗颈性眩晕 136 例临床观察．河北中医药学报，2010，25（3）：26

第三节　肋软骨炎

肋软骨炎是一种发生在肋软骨与胸骨交界处不明原因的非化脓性肋软骨炎性病变，表现为局限性疼痛伴肿胀的自限性疾病。由德国学者 Tieze 于 1921 年首先发现并报道该病，多数病例为青壮年，女性居多，老年人亦有发病，是疼痛门诊或胸外科门诊常见疾病，可分为非特异性肋软骨炎和感染性肋软骨炎。但临床上非特异性肋软骨炎占大多数（约 95%），且感染性肋软骨炎以手术治疗为主，故本节主要讨论的为非特异性肋软骨炎。

本病主要的发病原因包括：①病毒感染，许多病例报道患病前有病毒性上呼吸道感染病史；②胸肋关节韧带慢性劳损；③免疫或内分泌异常引起肋软骨营养障碍；④另外，曾有报道与结核病，全身营养不良，急性细菌性上呼吸道感染，类风湿关节炎，胸肋关节半脱位，以及胸部撞击伤，剧烈咳嗽等损伤有关。此病常发生在冬春之交和秋冬之交季节变换之时，显然与受风寒湿邪侵袭有关。

本病的诊断要点主要包括：①多见于青壮年和老年人，女多于男，起病缓慢。多数病例仅侵犯单根肋软骨，亦有个别病例侵犯2个以上或双侧多个肋软骨。②受累的软骨膨隆、肿大、有明显的自发性疼痛和压痛，局部无红、热改变。③患处疼痛和压痛的程度轻重不等。痛点较为固定，咳嗽、深呼吸、扩展胸壁等引起胸廓过度活动时会加剧疼痛。严重者会牵涉半身疼痛。④B超可显示肋软骨肿胀及结构改变，CT能很好地显示软骨肿胀及骨化。⑤MRI能够显示骨、软骨、滑膜及骨髓的活动性炎性改变，特异性和敏感性较高。⑥实验室检查血常规、血磷、血钙、血沉、碱性磷酸酶等均可正常。

本病属于中医学"胸痛""胁痛"范畴，多由情志不畅，肝气郁滞，气机不畅，疏泄失职，不能运行津液，则凝而为痰；又因外感热邪或努力憋气、闪挫跌仆、劳损而导致气血瘀滞，痰毒互结胸胁，"不通则痛"而致。

🪷 活血祛痰汤

丹参15g　白芥子15g　降香10g　川楝子10g　柴胡10g　枳实10g　穿山甲10g

【用法】日1剂，水煎2次取汁400ml分早晚2次口服。10天为1个疗程。

【功效】行气祛痰，活血通经止痛。

【适应证】肋软骨炎（气滞血瘀型）。症见：胸前软骨膨隆、肿大、有明显的自发性疼痛和压痛，刺痛，局部无红、热改变，痛点较为固定，咳嗽、深呼吸、扩展胸壁等疼痛加重，脉弦数或细涩，舌质暗紫。

【临证加减】兼有胸闷，善太息，急躁易怒或妇女月经不调者，加白芍15g，香附10g；兼有咳痰，胸闷者，加瓜蒌仁15g，薤白10g；兼有心烦口渴，舌红苔黄腻，脉滑数者，加厚朴10g，黄芩10g，藿香10g；阴雨天痛增，怕冷者，加制川乌、草乌各10g。

【疗效】治疗 86 例，效果优 73 例，良 10 例，可 3 例，总体优良率 96.5%。

【来源】王力，熊林生. 活血祛痰汤治疗肱软骨炎 86 例报告. 中医正骨，1996，8
(3)：24

❧ 复肋活血汤

柴胡 10g　炮山甲 10g　蟅虫 10g　桃仁 10g　红花 10g　天花粉
20g　赤芍 20g　徐长卿 30g　当归 30g　蒲公英 30g　甘草 5g

【用法】日 1 剂，水煎 2 次取汁 400ml 分早晚 2 次口服。配合隔姜灸，即
用生姜切片，置于疼痛之肋软骨上，手捻纯艾绒成中艾炷，置于姜片之上，
线香点燃施灸，灸处皮肤潮红湿润为度，10 天为 1 个疗程。

【功效】活血祛瘀，行气通络。

【适应证】**肋软骨炎（气滞血瘀型）**。症见：胸前软骨膨隆、肿大、有明
显的自发性疼痛和压痛，刺痛，局部无红、热改变，痛点较为固定，咳嗽、
深呼吸、扩展胸壁等疼痛加重，脉弦数或细涩，舌质暗紫。

【临证加减】疼痛剧烈向后背放射甚者加元胡、白芷；扭伤者加骨碎补；
感冒后导致者加虎杖；伴有呕吐咳嗽者加姜半夏；伴有失眠者加酸枣仁。

【疗效】治疗 53 例，治愈 35 例，好转 15 例，无效 3 例，总有效率 94.3%。

【来源】储进晴，杨林. 复肋活血汤治疗肋软骨炎 53 例临床观察. 吉林中医药，
1994，(2)：20

❧ 黄芪桂枝五物汤

黄芪 50g　白芍 30g　桂枝 10g　生姜 3 片　大枣 7 枚

【用法】日 1 剂，水煎 2 次取汁 400ml 分早晚 2 次口服。1 个月为 1 个疗程。

【功效】益气温经，消肿散瘀，和营通痹。

【适应证】**肋软骨炎**。

【临证加减】刺痛明显，昼轻夜重，舌暗红或有瘀点，脉涩者，加甲珠、
当归、鸡血藤；胀痛麻木者，加皂刺、地龙；兼肢体困重，口渴不欲饮，舌
体胖，苔白腻者，加薏苡仁、萆薢、草果、细辛；急性期伴低热者，加柴胡、
白芷。

【疗效】痊愈 12 例：经服药 1~2 个月症状消失，局部肿大隆起基本消

退，随访 6 个月～1 年未复发；显效 6 例：经服药 2 个月，症状明显好转，唯劳累或情绪改变时偶有不适；无效 1 例：服药 1 月症状基本无改变。总有效率为 94.7%。

【来源】王建新，王秀仙. 黄芪桂枝五物汤治疗肋软骨炎 19 例. 新疆中医药，2002，20（5）：22

肋软骨炎解痛汤

　　柴胡 6g　天花粉 12g　穿山甲 9g（炮）　乳香 5g　没药 5g　当归 9g　丹参 9g　枳壳 6g　桃仁 9g　赤芍 9g　红花 3g　甘草 6g

【用法】水煎服，日 1 剂，头煎 30 分钟取汁 200ml，再煎 20 分钟取汁 200ml，两煎混合早晚各 1 次口服，15 天为 1 个疗程。

【功效】活血化瘀，行气止痛。

【适应证】**肋软骨炎（气滞血瘀型）**。症见：胸前软骨膨隆、肿大、有明显的自发性疼痛和压痛，刺痛，局部无红、热改变，痛点较为固定，咳嗽、深呼吸、扩展胸壁等疼痛加重，脉弦数或细涩，舌质暗紫。

【疗效】治疗 113 例，治愈 97 例，显效 9 例，无效 7 例，总有效率 93.17%。对 101 例随访半年，无 1 例复发。

【来源】李桂文. 八桂名医精方—肋软骨炎解痛汤. 广西中医药，1998，21（2）：36

血府逐瘀汤

　　生地 15g　柴胡 15g　当归 10g　桃仁 15g　红花 15g　牛膝 20g　枳壳 15g　川芎 20g　香附 15g　甘草 6g

【用法】水煎服，每天 2 次，每日 1 剂，10 天为 1 个疗程。

【功效】活血化瘀，行气止痛。

【适应证】**肋软骨炎（气滞血瘀型）**。

【临证加减】若热毒偏盛，局部热感，咽喉肿痛，尿黄便赤者，加银花、连翘、大黄；头痛目眩，纳呆腹胀者，加川郁金、青皮、橘络、元胡；肝肾不足，见心烦口干，手足心热，头昏眼花，加沙参、麦冬、枸杞、天花粉；局部持续性刺痛，舌质偏紫者，加山甲片、丹参。

【疗效】治疗 48 例, 痊愈 36 例, 好转 8 例, 无效 4 例, 总有效率 91.7%, 优于口服消炎痛片剂对照组的有效率 65.6%。

【来源】严娟. 通络止痛法治疗非化脓性肋软骨炎 48 例. 南京中医药大学学报, 1998, 14 (6): 381

🪷 仙方二活汤

天花粉 15g　当归 15g　金银花 20g　防风 12g　白芷 9g　陈皮 6g　赤芍 15g　贝母 12g　乳香 10g　没药 10g　穿山甲 12g　皂角刺 12g　丹参 20g　甘草 6g

【用法】水煎服, 日 1 剂, 水酒各半煎, 各取汁 200ml, 两煎混合早晚各 1 次口服, 中药外敷以上药渣, 加米醋 150ml 拌匀, 用文火炒热, 乘热布包温熨患部, 每日 2 次, 每次 10 分钟, 7 天为 1 个疗程。

【功效】清热解毒, 活血化瘀, 消肿止痛。

【适应证】**肋软骨炎**。症见: 胸前软骨膨隆、肿大、有明显的自发性疼痛和压痛, 局部无红、热改变, 咳嗽、深呼吸、扩展胸壁等疼痛加重。

【临证加减】气滞胀痛明显者, 加香附 12g, 郁金 12g; 血瘀刺痛明显者加三棱 12g, 土元 10g; 湿盛困痛者加苍术 12g, 秦艽 10g, 草薢 12g; 阴雨天痛增怕冷者, 加桂枝 10g, 细辛 4g, 羌活 12g。

【疗效】治疗 40 例, 痊愈 25 例, 好转 14 例, 无效 1 例, 总有效率 97.5%。

【来源】陈利国. 仙方二活汤治疗肋软骨炎. 四川中医, 2009, 27 (5): 102 – 103

🪷 逍遥散结汤

白芍 15g　茯苓 12g　瓜蒌皮 12g　柴胡 9g　当归 9g　陈皮 9g　枳壳 9g　浙贝母 6g　制龟板 6g　红花 6g　生甘草 6g

【用法】水煎服, 日 1 剂, 头煎 30 分钟取汁 200ml, 再煎 20 分钟取汁 200ml, 两煎混合早晚各 1 次口服, 7 天为 1 疗程, 服用 2~4 个疗程。

【功效】疏肝养血, 健脾燥湿。

【适应证】**肋软骨炎 (肝郁痰凝型)**。症见: 胸前肋软骨与胸骨交界处膨隆肿胀, 压痛, 局部无红、热改变, 或伴胸胁或少腹胀满窜痛, 患者平素情志抑郁, 善太息, 妇女可见乳房胀痛, 月经不调, 痛经。舌苔薄白, 脉弦。

病情轻重与情绪变化的关系密切。

【临证加减】气滞胀痛者加青皮、郁金；血瘀刺痛者加莪术、三棱、蟅虫；遇寒痛甚者加细辛、白芥子；局部烘热者加焦栀、丹皮；气血不足者加黄芪、熟地。

【疗效】治疗89例，痊愈56例，好转27例，无效6例，总有效率93.3%。

【来源】张贵有.逍遥散结汤治疗肋软骨炎89例.陕西中医，2007，28（8）：1019－1020

小柴胡汤加减

柴胡20g 黄芩10g 人参10g 半夏10g 炙甘草6g 生姜6g 大枣4枚

【用法】水煎服，每天2次，每日1剂。7剂为1个疗程，一共服用1~2个疗程。

【功效】疏利三焦，调达上下，宣通内外，和畅气机。

【适应证】**肋软骨炎**。症见：胸前软骨膨隆、肿大、有明显的自发性疼痛和压痛，局部无红、热改变，咳嗽、深呼吸、扩展胸壁等疼痛加重。

【临证加减】偏寒湿胜加桂枝、羌活、姜黄等；偏热胜者，小柴胡汤去人参，加石膏、知母、山栀等；偏气郁加郁金、香附、枳实等；兼血瘀加栝楼根、当归、川芎、穿山甲、制乳没等；偏气虚者，加用黄芪、白术、炙甘草等；偏血虚者，加用熟地黄、当归、阿胶等；偏阴虚者，加女贞子、旱莲草等；偏阳虚者，加九香虫、补骨脂等。

【疗效】治疗24例，治愈19例，有效4例，无效1例，总有效率95.8%。

【来源】常刘萍，周章武.小柴胡汤治疗肋软骨炎24例.安徽中医临床杂志，1996，8（3）：124－125

延郁止痛汤

元胡15g 郁金12g 柴胡12g 赤白芍12g 制香附12g 当归10g 米砒花10g 枳壳10g 贝母12g

【用法】上药先用水浸泡20分钟左右，再煎煮3次，每次取汁约150ml，每日1剂，服3次。6天为一疗程，共2~3个疗程。

【功效】疏肝行气，燥湿化痰止痛。

【适应证】**肋软骨炎（肝郁痰凝型）**。症见：胸前肋软骨与胸骨交界处膨隆肿胀，压痛，局部无红、热改变，或伴胸胁或少腹胀满窜痛，患者平素情志抑郁，善太息，妇女可见乳房胀痛，月经不调，痛经。舌苔薄白，脉弦。病情轻重与情绪变化的关系密切。

【临证加减】刺痛甚者加桃仁、红花、鸡血藤；热痛者加生地、知母、丹参；疼痛影响睡眠者加龙牡、夜交藤、五味子。

【疗效】治疗 38 例，痊愈 12 例，显效 14 例，有效 10 例，无效 2 例，总有效率94.7%。

【来源】张志胜. 延郁止痛汤治疗肋软骨炎 38 例. 陕西中医，1997，18（10）：446

🌸 阳和汤加味

熟地 18g　鹿角胶（或鹿角霜）12g（烊化兑服）　姜炭 6g　麻黄 9g　白芥子 9g　肉桂（或桂枝）5g（焗服）　甘草 6g　薤白 15g　丹参 15g

【用法】每日 1 剂，二次水煎共 400ml，分 2 次口服，治疗 5～21 天。

【功效】温阳补血，化痰通络。

【适应证】**肋软骨炎（寒凝闭阻型）**。症见：胸前软骨膨隆、肿大、压痛，症状随天气变化，遇冷加重，得热缓解，平素自觉四肢湿冷，喜暖恶寒，脉沉迟，舌苔白腻。

【临证加减】有外伤史或疼痛因情绪改变而加重者加柴胡、郁金、枳壳；疼痛与天气变化有关或受寒加重者加细辛、制川乌。

【疗效】治疗 14 例，痊愈 14 例，总有效率 100%。

【来源】伍子添. 阳和汤加味治愈肋骨软骨炎 14 例. 实用中医药杂志，1998，14（1）：12

🌸 活血通络止痛汤

瓜蒌壳 15g　赤芍 15g　川芎 15g　桃仁 15g　香橼皮 15g　红花 10g　枳实 10g　柴胡 10g　元胡 10g　白芷 10g　当归 20g　丹参 20g

【功效】行气活血，通络止痛。

【适应证】**肋软骨炎（气滞血瘀型）**。症见：胸前软骨膨隆、肿大、有明显的自发性疼痛和压痛，刺痛，局部无红、热改变，痛点较为固定，咳嗽、深呼吸、扩展胸壁等疼痛加重，脉弦数或细涩，舌质暗紫。

【用法】水煎服，日 1 剂，头煎 30 分钟取汁 200ml，再煎 20 分钟取汁 200ml，两煎混合早晚各 1 次口服。配合局部痛点封闭，对部分硬性肿块明显、疼痛剧烈者采用醋酸泼尼松龙 1ml 合 2% 普鲁卡因 2ml 做局部痛点扇形封闭相配合，随后用红外线照射 20 分钟。5 天封闭 1 次，共 10 ~ 15 天。

【临证加减】偏气滞重用瓜蒌壳；偏血瘀重用丹参、赤芍；疼痛剧烈加五灵脂、乳香、没药以行气止痛；硬性肿块加鳖甲、莪术、海藻、昆布以软坚散结。

【疗效】治疗 27 例，治愈 18 例，好转 8 例，无效 1 例，总有效率为 96.3%。

【来源】李文孝. 自拟活血通络止痛汤为主治疗肋软骨炎. 中医药信息，1998，15（4）：44

🌸 海藻玉壶汤

　　海藻 9g　昆布 9g　夏枯草 30g　土贝母 15g　青皮 9g　陈皮 6g
半夏 6g　茯苓 12g　连翘 12g　当归 9g　川芎 9g　甘草 6g

【用法】每天 1 剂，水煎服，每剂煎 2 次混合后分 2 次早晚服用。7 剂为 1 个疗程，连服 2 ~ 3 个疗程。

【功效】化痰散结，活血理气。

【适应证】**肋软骨炎（肝郁痰凝型）**。症见：胸前肋软骨与胸骨交界处膨隆肿胀，压痛，局部无红、热改变，或伴胸胁或少腹胀满窜痛，患者平素情志抑郁，善太息，妇女可见乳房胀痛，月经不调，痛经。舌苔薄白，脉弦。病情轻重与情绪变化的关系密切。

【疗效】治疗 23 例，治愈 16 例，好转 5 例，显效 2 例，总有效率为 100%。

【来源】程文华，袁素芹. 海藻玉壶汤加减治疗肋软骨炎. 中国中西医结合外科杂志，1995，1（5）：300 - 301

🌸 补阳还五汤合逍遥散

　　黄芪 10g　当归 10g　白芍 10g　地龙 10g　茯苓 10g　薄荷 10g

甘草 10g　赤芍 10g　川芎 6g　桃仁 6g　红花 6g　柴胡 6g　白术 6g
生姜 6g

【用法】每天 1 剂，水煎服，每剂煎 2 次混合后分两次早晚服用。5 剂为
1 个疗程，连服 2~3 个疗程。

【功效】益气和营，理气活血，通络止痛。

【适应证】**肋软骨炎（气滞血瘀型）**。

【临证加减】疼痛剧烈者，加元胡 30g，血竭 6g；隆起显著者，加夏枯草
10g，牡蛎 30g；气虚明显者加党参 15g，黄芪改为 30g。

【疗效】治疗 46 例，治愈 34 例，好转 8 例，无效 4 例，总有效率为 91.3%。

【来源】薛志广. 补阳还五汤合逍遥散治疗非化脓性肋软骨炎 46 例. 浙江中医杂
志，2004，39（1）：26

第四节　急性腰扭伤

急性腰扭伤是以腰部不适或腰部持续性剧痛，不能行走和翻身，咳嗽、
呼吸等腹部用力活动疼痛加重等为主要表现的腰部肌肉、韧带、筋膜、小关
节突等组织急性扭伤，可为部分撕裂或完全断裂。肌肉、筋膜损伤常为肌肉
猛烈收缩所致（如搬东西姿势不正确、负荷重），常在肌肉起点或止点处产生
撕裂伤，偶可产生筋膜破裂和肌疝。多见于青壮年及体力劳动者。

本病的主要表现为：①外伤后即感腰痛，不能继续用力，疼痛为持续性，
活动时加重，休息后也不能消除，咳嗽、大声说话、腹部用力等均可使疼痛
增加。有时在受伤当时腰部有响声或有突然断裂感。②腰部僵硬，主动活动
困难，翻身困难，骶棘肌或臀大肌紧张，使脊柱侧弯。③损伤部位有压痛点，
在棘突两旁骶棘肌处，两侧腰椎横突处或髂脊后有压痛处，多为肌肉或筋膜
损伤。在棘突两侧较深处压痛者，多为椎间小关节所致损伤。在骶髂关节部
有压痛者，多为骶髂关节损伤。④一般无下肢放射痛，部分患者有下肢牵涉
性痛，直腿抬高试验阳性，但加强试验则为阴性。鉴别困难时，可做局部痛
点普鲁卡因封闭。若痛点减轻或消失，则为牵涉痛，腿痛无改变者为神经根
放射痛。

　　本病的诊断要点主要包括：①外伤后即出现腰背部疼痛，为持续性，休息后不能缓解。②腰部僵硬，主动活动困难，翻身困难。③损伤部位有压痛点。④一般无下肢放射痛。⑤腰椎 X 线片显示腰椎骨质无异常。

　　中医学称本病为闪腰、岔气，认为急性腰扭伤多由突然受暴力损伤引起腰部筋肉郁滞，气机不通，或筋膜扭闪，骨节错缝所致。致病机制为经络受阻，气血不运，气滞则血瘀，血不归经，溢于肌肤腠理，故受伤部位肿胀，筋主运动，伤筋则运动受限。肾为腰之府，肾为作强之官，藏精，主骨生髓，腰痛之疾首责之肾，故肾虚为病之本。劳作不慎，损伤肌肉筋膜，血脉凝涩，气血运行受阻，不通则痛，故血瘀为病之标。

　　急性腰扭伤的治疗多种多样，除按摩、针灸、理疗、推拿、中药外敷等外，还可口服方药治疗。

❁ 加味身痛逐瘀汤

　　秦艽 9g　川芎 6g　桃仁 9g　红花 9g　羌活 6g　当归 15g　没药 9g
五灵脂 6g　香附 6g　牛膝 9g　地龙 6g　青皮 6g　麻黄 6g　甘草 6g

　　【用法】日 1 剂，加水 400ml，煎 30 分钟，取汁 200ml，再加水 200ml，取汁 100ml，两煎相混，分 3 次温服。治疗期间，要求卧硬板床休息，尽量减少腰部活动，2 周为 1 个疗程。

　　【功效】活血行气，祛瘀通络，通痹止痛。

　　【适应证】急性腰扭伤（气滞血瘀型）。症见：外伤后即出现腰背部疼痛，僵硬，主动活动困难，损伤部位有压痛、刺痛，疼痛不移，在咳嗽、大笑时症状加重，脉弦数或细涩，舌质暗紫。

　　【临证加减】疼痛剧烈者加元胡 9g，三七 9g；腰膝酸软者加桑寄生 9g，杜仲 9g。

　　【疗效】治疗 120 例，痊愈 81 例，显效 29 例，有效 8 例，无效 2 例，总体有效率 98.3%。

　　【来源】白巨平，左大鹏，高宏杰. 加味身痛逐瘀汤治疗急性腰扭伤 120 例. 中医药导报，2012，18（9）：118

❁ 解痉汤

　　白龙须 20g　钩藤根 15g　当归尾 15g　紫丹参 20g　制乳香 10g

制没药 10g　元胡 12g　白芍药 35g　炙甘草 20g　伸筋草 15g　生麻黄 3g　熟地 18g　草红花 3g　川续断 12g

【用法】日 1 剂，水煎 2 次取汁 400ml 分早晚 2 次口服。2 周为 1 个疗程。

【功效】活血舒筋，通经活络。

【适应证】**急性腰扭伤（气滞血瘀型）。**

【临证加减】下肢加牛膝、木瓜；血瘀甚者加苏木、土元；气滞甚者加香附，重用乳香。血虚者加鸡血藤，挛甚者加蜈蚣、天麻。

【疗效】治疗 27 例，治愈 21 例，好转 6 例，无效 0 例，总有效率 100%。

【来源】姜佐柏. 解痉汤治疗急性腰扭伤并发筋挛 27 例报告. 中国中医骨伤科杂志，1990, 6（3）: 44 - 46

羌活桃仁汤

羌活 10g　红花 12g　牛膝 12g　元胡 10g　骨碎补 15g　杜仲 12g　当归 10g　肉桂 10g　苍术 15g　茴香 10g　乳香 10g

【用法】水煎服，日 1 剂，头煎加水 1000ml，煎二遍取汁 300ml，早晚各 1 次口服，服用 7 天。

【功效】活血化瘀，通络宣痹。

【适应证】**急性腰扭伤（气滞血瘀型）。**症见：外伤后即出现腰背部疼痛，僵硬，主动活动困难，损伤部位有压痛、刺痛，疼痛不移，在咳嗽、大笑时症状加重，脉弦数或细涩，舌质暗紫。

【疗效】治疗 75 例，显效 65 例，有效 10，无效 0 例，总有效率为 100%。

【来源】曲秉江，丛华，王震. 羌活桃仁汤治疗急性腰扭伤. 中国民间疗法，2011, 19（8）: 42

三香伸筋汤

木香 9g　香附 9g　制乳香 9g　伸筋草 30g　制没药 9g　桃仁 6g　红花 9g　泽兰 9g　牛膝 9g　䗪虫 6g　元胡 30g　地龙 9g

【用法】水煎服，日 1 剂，头煎 30 分钟取汁 200ml，再煎 20 分钟取汁 200ml，两煎混合早晚各 1 次口服，7 天为 1 个疗程。

【功效】活血化瘀，理气通络，消肿止痛。

【适应证】急性腰扭伤（气滞血瘀型）。

【临证加减】肾虚者加菟丝子9g，补骨脂9g，枸杞子12g。

【疗效】治疗100例，有效80例，未愈20例，配合腰部斜扳手法治疗可治愈，总有效率80%。

【来源】徐俊明，郭淑丽，李华．三香伸筋汤治疗急性腰扭伤．山东中医杂志，2008，27（11）：756

桃仁红花汤

桃仁10g　红花10g　羌活10g　赤芍10g　炒杜仲15g　小茴香10g　补骨脂10g　川断15g　当归10g

【用法】水煎服，日1剂，头煎30分钟取汁200ml，再煎20分钟取汁200ml，两煎混合早晚各1次口服，10天为1个疗程。

针刺治疗取穴：主穴是双侧委中穴，局部皮肤常规消毒，选择好三棱针，右手持针对准委中穴处，直刺，迅速进针随即将针拔出，轻压针孔周围，使其出血少许，然后用20%碘酊棉球按压针孔，再用创可贴封贴创口，后选取肾俞、命门、阿是穴、腰阳关、环跳、腰痛穴行提插捻转法，得气后留针20分钟，每日1次，3~4天为1个疗程。

【功效】活血化瘀，理气止痛。

【适应证】急性腰扭伤（气滞血瘀型）。

【疗效】治疗988例，痊愈691例，好转267例，未愈30例，总有效率97.0%。

【来源】马兴智．桃仁红花汤联合针刺治疗急性腰扭伤988例疗效观察．青海医药杂志，2011，41（2）：71

王不留行汤

王不留行10g　木香10g　小茴香10g　蟅虫10g　元胡30g　炮甲粉（吞）2g　川牛膝20g　泽兰25g

【用法】水煎服，日1剂，头煎30分钟取汁200ml，再煎20分钟取汁200ml，两煎混合早晚各1次口服，中药残渣加水复煎加热，布包热敷腰骶部或骶髂部，每日2~3次，7天为1个疗程，治疗1~2个疗程。

【功效】活血祛瘀，通络止痛，引血下行。

【适应证】**急性腰扭伤（气滞血瘀型）。**

【疗效】治疗 351 例，痊愈 218 例，显效 107 例，有效 26 例，总有效率 100%。

【来源】黄镇义. 王不留行汤治疗急性腰扭伤 351 例疗效观察. 浙江中西医结合杂志，1999，9（5）：344 – 345

🪷 血府逐瘀汤加味

桃仁 6g　红药 6g　当归 9g　赤芍 9g　生地 9g　川芎 6g　柴胡 9g　枳壳 9g　桔梗 5g　牛膝 9g　甘草 3g　续断 9g　杜仲 9g　䗪虫 10g

【用法】水煎服，日 1 剂，头煎 30 分钟取汁 200ml，再煎 20 分钟取汁 200ml，两煎混合早晚各 1 次口服，静卧硬板床，腰两侧用枕头挤挡，使其少动安静，双手自抱双膝可以减轻疼痛，急性扭伤时宜先冷敷，24 小时后再局部热敷，6 天为 1 个疗程，服用 2～3 个疗程。

【功效】活血化瘀，理气止痛，补肾强筋。

【适应证】**急性腰扭伤（加减治各种类型）。**

【临证加减】局部痛点固定不移，偏血瘀，加乳香 6g，没药 6g；局部窜痛，胀痛无定处，偏气滞加元胡 9g，香附 9g；伴腹部胀痛，便秘尿黄赤，舌苔黄腻，脉濡数，偏湿热者，加大黄 6g，忍冬藤 30g，厚朴 9g。

【疗效】治疗 126 例，痊愈 117 例，好转 9 例，总有效率 100%。

【来源】林娟菁. 血府逐瘀汤加味治疗急性腰扭伤 126 例. 福建医药杂志，2009，31（5）：171

🪷 腰痛汤

丹参 18g　当归 18g　制乳香 12g　制没药 12g　炒杜仲 10g　续断 10g

【用法】每日 1 剂，水煎服，每天早晚各 1 次，每次口服 200ml。连服 7 剂为 1 个疗程，一共服用 3 个疗程。

【功效】补肝益肾，行气通络止痛。

【适应证】**急性腰扭伤（肝肾两虚型）。**外伤或扭伤后腰部疼痛，久治不愈，症状反复发作，抚揉疼痛处症状有所缓解，劳累后症状明显加重，可伴有腰膝酸软，耳鸣耳聋，脉弦细尺脉弱，舌淡苔白。

【疗效】治疗43例，痊愈41例，有效2例，总有效率100%。

【来源】王植贤．腰痛汤治疗急性腰挫伤43例．新中医，1998，30（1）：47

益肾活血汤

当归10g　川芎10g　熟地20g　杜仲15g　狗脊20g　䗪虫10g　元胡15g　白芍15g　骨碎补9g　忍冬藤20g　甘草10g　黄柏10g　莪术10g　牛膝10g

【用法】水煎服，每天2次，每日1剂。10天为1个疗程。

针刺治疗：穴位取双侧腰痛穴，采用针刺强刺激手法留针15分钟后起针。

【功效】补益肾元，活血通脉。

【适应证】**急性腰扭伤（肝肾两虚型）。**

【临证加减】脾虚者加党参、白术、茯苓；阴虚者，加生地、山萸肉；血瘀甚者，加丹参、乳香、没药；夹湿者，加独活；阳虚者，加附子、肉桂；寒凝者，加川乌。

【疗效】治疗48例，痊愈36例，有效9例，无效3例，总有效率93.75%。优于利多卡因、泼尼松龙封闭组的有效率63.0%。

【来源】黄克伟，李小军．益肾活血汤配合针刺治疗急性腰扭伤48例疗效观察．云南中医中药杂志，2005，26（3）：17

泽兰汤

泽兰15g　莪术10g　三棱10g　重楼10g　白芍15g　牛膝15g　活血龙10g　桃仁15g　丹参15g　当归10g　枳壳10g　忍冬藤10g　甘草6g

【用法】每日1剂，水煎服，每天早晚各1次，每次口服200ml。连服3剂为1个疗程，一共服用2~3个疗程。

【功效】活血祛瘀，舒筋通络，理气止痛。

【适应证】**急性腰扭伤（加减治各种类型）。**

【临证加减】大便秘结者加生大黄 10g，玄明粉（冲服）10g；疼痛较剧加炙川乌、炙草乌各 4g，或制乳香、没药各 6g；纳食差者加炮鸡内金 15g，生山楂 20g；夜寐不安者加酸枣仁 15g，煅龙骨 20g（先煎）；气虚者加黄芪、党参各 30g；小便涩痛加萆薢、土茯苓各 15g；腹部胀满加大腹皮、白木香各 10g；心烦胸闷加郁金、柴胡各 10g。

【疗效】治疗 388 例，痊愈 213 例，好转 139 例，无效 28 例，总有效率 90.8%，优于口服芬必得对照组的有效率 53.7%。

【来源】赵阿林．泽兰汤治疗急性腰扭伤 388 例．世界中医骨伤科杂志，2002，4（1）：39－40

黄芪五物汤合针刺

黄芪 20g　桂枝 25g　白芍 15g　白芷 15g　川芎 15g　杜仲 15g　甘草 10g　大枣 15g　生姜 20g

【用法】水煎服，每天 2 次，每日 1 剂。

针刺治疗选穴：第 7 颈椎棘穴上旁开 4cm（双侧）及手全息穴之腰痛点。方法：患者先取坐位，用火柴头找出患侧手全息穴之腰痛点，局部皮肤消毒，以 40mm 毫针直刺到人部，行提插捻转泻法，使局部出现酸麻胀痛留针；然后头向前曲，充分暴露第 7 颈椎棘穴上旁开 4cm 处，局部皮肤 50mm 毫针针尖与脊柱呈 30°角进针，直达第 7 颈椎弓板，行提插捻转泻法，快提慢按泻 6 数（最好使针感向下传至腰部），将针提至皮下站起活动腰部 5 分钟，再进针至椎弓板，行泻法 6 数，提至皮下，做腰部运动，如此反复 3 次后，复进针至椎弓板，行慢提快按补 9 数出针。治疗每日 1 次，3 次为一疗程。

【功效】祛寒除湿，行气活血止痛。

【适应证】**急性腰扭伤（风寒湿型）**。外伤或扭伤后腰部疼痛，可伴臀部大腿疼痛，有沉重感，自觉四肢湿冷，寒湿天气症状加重，患者喜暖恶寒，脉沉迟，舌苔白腻。

【疗效】治疗 53 例，治愈 43 例，显效 7 例，有效 3 例，总有效率 100%，优于应用曲安奈德 20mg，利多卡因 50mg，庆大霉素 4 万 U 组成混悬液局部封闭的对照组。

【来源】邹敏．针刺配合中药黄芪桂枝五物汤治疗急性腰扭伤 53 例疗效观察．四川中医，2009，27（9）：115－116

🪷 整腰汤

牛膝 12g　泽兰 9g　刘寄奴 9g　牡丹皮 6g　桑枝 15g　鸡血藤 15g
续断 10g　荷叶 15g　骨碎补 10g

【用法】每天 1 剂，水煎服，每剂煎 2 次混合后分 2 次早晚服用。7 剂为 1 个疗程，连服 2 个疗程。

【功效】活血通经，舒筋活络。

【适应证】**急性腰扭伤（肝肾两虚型）**。外伤或扭伤后腰部疼痛，久治不愈，症状反复发作，抚揉疼痛处症状有所缓解，劳累后症状明显加重，可伴有腰膝酸软，耳鸣耳聋，脉弦细尺脉弱，舌淡苔白。

【疗效】治疗 43 例，治愈 42 例，好转 2 例，总有效率为 100%。

【来源】王植贤. 腰痛汤治疗急性腰挫伤 43 例. 新中医，1998，30（1）：47

第五节　腰椎横突综合征

腰椎横突综合征一般发生在第三腰椎，是由于过长的第三腰椎横突受到周围肌肉反复牵拉损伤，致腰三横突发生无菌性炎症、粘连、变性及增厚等，刺激腰脊神经而引起腰部活动受限、局限性压痛和腰臀部疼痛的综合证候群。本病好发于青壮年体力劳动者，男性多于女性。

本病的发病原因在于第三腰椎横突比其他腰椎的后伸曲度大，向侧方延伸最长，其末端附着不少与躯干活动有密切关系的肌肉及筋膜，主要有腹横肌、腰方肌、腰大肌、骶棘肌及腰背筋膜。当腰部活动时，第三腰椎成了腰椎的活动中心，横突所受的杠杆作用力最大，容易劳损而引起横突末端周围的无菌性炎症、粘连、变性及增厚。而第二腰神经、股外侧皮神经干则在第三腰椎横突周围经过，因此容易导致这些神经支配的区域，包括臀部、髋部、大腿等疼痛。

本病的诊断要点主要包括：①患病腰部活动受限，腰部后仰不痛，腰部俯仰转侧活动受限，尤以健侧侧屈或旋转时尤甚。腰部酸痛，严重时影响日常生活及工作。疼痛可达臀部及大腿前方。②第三腰椎横突外缘，相当于第三腰椎棘突旁 4cm 处，尤其是瘦长型患者可触到横突尖端并有明显的压痛及限局性肌紧张或肌痉挛。按压时由于第二腰神经分支受刺激而引起放射痛达大腿及膝部。③直腿抬高试验可为阳性，但加强试验为阴性。④X 线平片可见第三腰椎横突较长。

第三腰椎横突综合征属于中医学"痹证"、"腰痛"范畴，主要因为老年人肝肾不足，加之腰部劳损闪挫，腰椎失养，风寒湿邪等损伤足太阳经筋，气滞血瘀或寒湿结于腰部，经筋拘挛，日久筋结，痹阻不通，导致局部经络气血阻滞不通，不通而痛。

❀ 补肾活血汤合手法

补骨脂 15g 菟丝子 15g 杜仲 15g 苁蓉 10g 当归 10g 熟地 15g 山萸肉 10g 枸杞子 10g 独活 10g 红花 10g 炙没药 10g

【用法】日 1 剂，水煎 2 次取汁 400ml 分早晚 2 次口服。2 周为 1 个疗程。

【功效】益肝肾，补气血，祛风湿，止痹痛。

【适应证】第三腰椎横突综合征（肝肾亏虚型）。症见：腰部活动受限，腰部第三腰椎横突压痛，可达臀部、髋部及大腿，后仰不痛，俯仰转侧疼痛加重，尤以健侧侧屈或旋转时尤甚。病程缠绵难愈、劳累的症状加重或伴有耳鸣耳聋，脉弦细弱，舌淡苔白。

【临证加减】偏阳虚者，加炙附片、肉桂、炙黄芪；偏阴虚者，去红花，加龟板胶、阿胶；瘀重加三七、䗪虫；兼风湿加威灵仙、炙川乌、炙草乌、徐长卿。

【疗效】配合理筋手法（按摩法、弹拨法、点压镇痛法）治疗 128 例。优：腰痛消失，功能活动正常，局部无压痛，共 52 例，占 40.6%。良：腰痛基本消失，功能活动明显改善，局部轻度压痛，劳累及受凉后稍感腰部不适，计 69 例，占 53.9%。差：腰痛未减轻，功能无改善，局部仍然压痛明显，计 7 例，占 5.5%。

【来源】鲁光钱. 补肾活血汤配合手法治疗腰三横突综合征. 镇江医学院学报，2001，11（3）：40 - 41

❀ 地龙汤合小针刀

地龙 15g 苏木 12g 当归 10g 桃仁 10g 麻黄 6g 肉桂 1g（研

末冲服）　黄柏 12g　甘草 6g

【用法】日 1 剂，水煎 2 次取汁 400ml 分早晚 2 次口服。2 周为 1 个疗程。

小针刀施术方法：在发作期和缓解期均可用小针刀治疗。在腰椎横突尖部常规消毒后，以刀口线和人体纵轴线平行刺入，当小针刀刀口接触骨面时，用横行剥离法感觉肌肉和骨尖有松动感就出针，用棉球压迫针孔片刻，有时为了抗炎，可用 25mg 泼尼松龙和 20mg 普鲁卡因在剥离处封闭。一般只一次治疗即痊愈，如一次未痊愈，5 天后再行 1 次封闭，最多不超过 3 次。3 周内刀口不可沾水。

【功效】活血祛瘀，温经通络。

【适应证】第三腰椎横突综合征（风寒湿痹型）。症见：腰部第三腰椎横突压痛，可伴臀部大腿疼痛，有沉重感，自觉四肢湿冷，症状随天气变化，患者喜暖恶寒，脉沉迟，舌苔白腻。

【临证加减】腰部冷痛，得热则舒者加细辛 6g，附子 10g。病程日久，反复发作者，加杜仲 10g，续断 10g。

【疗效】配合小针刀疗法治疗 46 例，显效 39 例，有效 4 例，无效 3 例，总有效率 93.48%。明显优于口服尼美舒利对照组。

【来源】许明山，许志平．地龙汤配合小针刀治疗第三腰椎横突综合征疗效观察．医学理论与实践，2006，19（11）：1312－1313

活血逐瘀汤

当归 12g　赤苏 10g　桃仁 15g　红花 12g　牛膝 15g　鸡血藤 20g　川芎 9g　灵芝 12g　甘草 9g

【用法】水煎服，日 1 剂，浸泡 40 分钟后，头煎 30 分钟取汁 200ml，再煎 20 分钟取汁 200ml，两煎混合早晚各 1 次口服，可以 20ml 白酒为引，6 天为 1 个疗程，约 1～2 个疗程。

【功效】活血化瘀，通络止痛。

【适应证】第三腰椎横突综合征（气滞血瘀型）。症见：腰部活动受限，腰部第三腰椎横突压痛、刺痛，可达臀部、髋部及大腿，后仰不痛，俯仰转侧疼痛加重，尤以健侧侧屈或旋转时尤甚，脉弦数或细涩，舌质暗紫。

【临证加减】急性期伴有肿胀者，加茯苓 30g，大腹皮 20g；病程较长，X线显示横突增粗，外侧端有骨痂影者，加穿山甲 30g，杜仲 30g，骨碎补 15g。

【疗效】治疗 60 例，痊愈 43 例，有效 14，无效 3 例，总有效率为 100%。

【来源】马春光．活血逐瘀汤加减治疗第 3 腰椎横突综合征．中医正骨，2003，15（11）：44 － 45

强筋壮骨汤合手法

丹参 20g　杜仲 20g　熟地 20g　鸡血藤 20g　香附 10g　川芎 10g　川牛膝 10g　当归 10g　制乳香 9g　制没药 9g　透骨草 25g　木瓜 25g

【用法】日 1 剂，水煎 2 次取汁 400ml 分早晚 2 次口服。5 天为 1 个疗程。

手法治疗：①腰部放松法：患者俯卧位，医者站于患者患侧，用手掌或大鱼际从患者第 T10 胸椎平面起，自上而下轻快、反复按揉骶棘肌和第三腰椎横突周围的软组织，动作宜轻柔，时间约 10 分钟，以局部痉挛肌肉充分放松为度。②点按镇痛法：拇指点按患侧肾俞、大肠俞、环跳、委中和承山穴，每穴点按 1 分钟。③弹拨理筋法：医者用大拇指指腹在患者第三腰椎横突处成条索状硬结处垂直方向施以柔和弹拨法松解粘连，弹拨由浅入深，由轻到重，以患者能忍受为度，然后顺肌纤维方向理筋，时间约为 3 分钟。④斜扳法：患者健侧卧位，医者一手抵住患者肩部，另一手中指抵住偏歪的棘突，并用肘抵住臀部，将患者腰部旋转至最大限度后。嘱患者腰部放松，同时手、肘作相反方向的扳动，听到腰椎的弹响即可，动作快速轻巧。⑤脊柱按压法：医者双手拇指置于患者腰 1 至腰 5 的夹脊穴上，从上往下按压，然后用拇指弹拨臀部有压痛感的条索状物。时间约为 3 分钟，以达酸胀感为度。⑥腰骶部擦法：医者用掌患者夹脊穴，膀胱经方自上而下施行擦法，以透热为度。

【功效】补肝肾，祛风湿，止痹痛。

【适应证】**第三腰椎横突综合征（风寒湿痹型）**。症见：腰部第三腰椎横突压痛，可伴臀部大腿疼痛，有沉重感，自觉四肢湿冷，症状随天气变化，患者喜暖恶寒，脉沉迟，舌苔白腻。

【临证加减】疼痛甚者加白芍、元胡各 15g，气虚加黄芪 20g，白术 12g。

【疗效】配合手法治疗 127 例，治愈 105 例，好转 15 例，未愈 7 例，总有效率为 94.5%。

【来源】石普斌，洪明飞，王巧珍．手法配合中药治疗第三腰椎横突综合征．中医正骨，2011，23（3）：74 － 75

🌸 桃仁红花煎加减

桃仁 10g　红花 10g　当归 10g　川芎 10g　乳香 10g　没药 10g
五灵脂 10g　穿山甲 15g　地龙 10g　香附 10g　牛膝 15g　甘草 5g

【用法】水煎服，日 1 剂，头煎 30 分钟取汁 200ml，再煎 20 分钟取汁 200ml，两煎混合早晚各 1 次口服，7 天为 1 个疗程。

推拿方法：患者取俯卧位，医者立于患侧，以㨰法放松患者腰部肌肉。待腰部放松后，患者一手拇指置于第三腰椎横突顶端，余四指自然放松，用拇指在垂直于索状物或结节作弹拨手法，自上向下操作约 6～10 分钟，以局部透热为佳。手法要柔和，动作由浅及深，由轻至重，以患者可忍受为度，并配合揉法以消散郁结。再以肘压肾俞、腰阳关、环跳、承扶、殷门等穴，指压委中、承山。最后以手掌沿骶棘肌肌纤维方向作擦法，以透热为度。

【功效】活血化瘀，理气止痛。

【适应证】**第三腰椎横突综合征（气滞血瘀型）**。症见：腰部活动受限，腰部第三腰椎横突压痛、刺痛，可达臀部、髋部及大腿，后仰不痛，俯仰转侧疼痛加重，尤以健侧侧屈或旋转时尤甚，脉弦数或细涩，舌质暗紫。

【疗效】配合推拿手法治疗 36 例，治愈 26 例，好转 7 例，无效 3 例，总有效率 91.67%。

【来源】赵鑫，李治罡. 推拿配合内服中药治疗第三腰椎横突综合征 36 例. 吉林中医药，2005，25（5）：43

🌸 桃红四物汤加减

桃仁 6g　红花 6g　当归 15g　丹参 15g　赤芍 10g　黄芪 20g　制乳香 10g　制没药 10g　三棱 6g　莪术 6g　地龙 12g　甘草 6g

【用法】水煎服，日 1 剂，头煎 30 分钟取汁 200ml，再煎 20 分钟取汁 200ml，两煎混合早晚各 1 次口服，7 天为 1 个疗程。

小针刀治疗：①横突尖部的治疗：用拇指摸清腰椎第三横突尖部骨面后，用左手拇指从骶棘肌外缘向内向下按压，抵住硬硬的骨尖，右手持针刀，刀口线与脊柱方向一致，针体顺着左手拇指用力的方向刺入，可直达横突尖部，将骨面上的粘连、疤痕组织切开松解，沿横突尖骨面切一个圆弧形，针下行松动感出针。②横突尖前面的治疗：患者侧卧位，患侧在上，术者拇指从前外侧探压，摸到横突尖，针刀口线与人体纵轴一致，从胁侧刺入，达横突尖，针刀移至横突前板，纵行铲切几刀，纵行疏通剥离，出针，之后，常规行腰椎侧扳手法，以矫正错移的腰椎后关节。

【功效】活血化瘀，通络行气止痛。

【适应证】**第三腰椎横突综合征（气滞血瘀型）**。症见：腰部活动受限，腰部第三腰椎横突压痛、刺痛，可达臀部、髋部及大腿，后仰不痛，俯仰转侧疼痛加重，尤以健侧侧屈或旋转时尤甚，脉弦数或细涩，舌质暗紫。

【疗效】配合小针刀与局部封闭治疗 48 例，痊愈 33 例，显效 10 例，有效 3 例，无效 2 例，总有效率 95.83%，优于封闭加推拿组。

【来源】周志鹏. 小针刀结合桃红四物汤加减治疗第三腰椎横突综合征 48 例小结. 中医药导报，2006，12（6）：50 – 51

🪷 六味地黄汤

熟地黄 20g　　山萸肉 10g　　牡丹皮 10g　　炒杜仲 10g　　补骨脂 10g
泽泻 6g　　山药 15g　　白茯苓 15g　　狗脊 15g　　川续断 15g

【用法】水煎服，日 1 剂，头煎 30 分钟取汁 200ml，再煎 20 分钟取汁 200ml，两煎混合早晚各 1 次口服，连服 15 天。

小针刀治疗方法：患者俯卧，在第 3 横突尖部（即压痛点处）作术前常规消毒后，铺无菌洞巾，然后在压痛最明显处亦即第 3 横突尖部进针刀（用汉章牌 1~3 号小针刀），以刀口线和人体纵轴线平行刺入，当小针刀刀口接触骨面时，用横行剥离法，即作和肌肉走行方向垂直铲剥，将肌肉从骨面上铲起，当觉得针刀有松动感时就出针，以棉球压迫针孔片刻，敷上创可贴。嘱患者于 2~5 天后作弯腰屈背活动，防止再度粘连。一般手术 1 次，如未愈，则可在 10 天后按上述程序再作 1 次，最多不超过 3 次。

【功效】柔肝补肾，强筋壮腰。

【适应证】**第三腰椎横突综合征（肝肾亏虚型）**。症见：腰部第三腰椎横突压痛，可伴臀部大腿疼痛，久治不愈，症状反复发作，按压臀腿疼痛处症状有所缓解，劳累后症状明显加重，时伴有耳鸣耳聋，脉弦细尺脉弱，舌淡苔白。

【疗效】配合小针刀治疗 168 例，痊愈 136 例，好转 29 例，无效 3 例，总有效率 98.2%。

【来源】马向明. 小针刀配合中药治疗腰三横突综合征 168 例. 实用中医药杂志，

2003, 19 (3): 129

🪷 腰舒汤

　　当归10g　党参10g　丹参10g　川牛膝10g　狗脊10g　桑寄生10g　熟地10g　全虫（研末吞服）3g　制川乌（先煎1小时）6g

【用法】水煎服，日1剂，头煎30分钟取汁200ml，再煎20分钟取汁200ml，两煎混合早晚各1次口服，5天为1个疗程，服用2～3个疗程，每疗程间隔2天。

【功效】补肝益肾，强筋壮腰。

【适应证】**第三腰椎横突综合征（肝肾亏虚型）**。症见：腰部第三腰椎横突压痛，可伴臀部大腿疼痛，久治不愈，症状反复发作，按压臀腿疼痛处症状有所缓解，劳累后症状明显加重，时伴有耳鸣耳聋，脉弦细尺脉弱，舌淡苔白。

【疗效】治疗108例，痊愈87例，好转17例，无效4例，总有效率96.3%。

【来源】郭剑华，刘渝松，马善治，等. 腰舒汤治疗第三腰椎横突综合征108例观察. 实用中医药杂志，2003, 19 (8): 407

🪷 药熨合中药内服

　　蜈蚣1条　全蝎4g　金毛狗脊12g　熟地20g　炒杜仲20g　川牛膝30g　木香15g　元胡15g　三棱20g　莪术20g　郁金20g　穿山龙25g

【用法】每日1剂，水煎服，每天早晚各1次，每次口服200ml。连服7剂为1个疗程，一共服用3～5个疗程。

配合药熨疗法：以川芎研面，取40g放入碗内，再取上等陈醋（冬天加热）40ml，放入碗内，与药搅匀，平摊于第3腰椎横突处，其上置以存有热水的热水袋（尽量热，但以能够忍受为度）外围以毛巾，以防烫伤周围皮肤。冬天使用，应再盖以棉被，以开腠理。每次40分钟，每天2次。

【功效】补肾强筋，活血通络止痛。

【适应证】**第三腰椎横突综合征（风寒湿痹型）**。症见：腰部第三腰椎横突压痛，可伴臀部大腿疼痛，有沉重感，自觉四肢湿冷，症状随天气变化，患者喜暖恶寒，脉沉迟，舌苔白腻。

【疗效】配合药熨疗法治疗60例，痊愈44，好转13例，无效3例，总有效率95.0%。

【来源】李克忠.药熨配合中药内服治疗第3腰椎横突综合征60例.四川中医，2007，25（1）：87－88

🌸 滋阴通络汤合手法

生地30g　杭白芍30g　地龙15g　川牛膝15g　女贞子15g　生甘草10g

【用法】水煎服，每天2次，每日1剂。

手法治疗：患者取俯卧位，医生站于患者的一侧，先在患侧第二腰椎横突处作与条索状硬块垂直方向的弹拨。通拨由浅而深，由轻到重，同时配合按揉等手法。其次沿侧骶棘肌用深沉而缓和的㨰法，自上而下往返2～5遍，并以阿是穴为中心用拇指叠推5～10分钟，力量由轻到重，接着施以按揉法，自腰部沿膀胱经而下，经臀、股后上下往返3～5遍，按压肾俞、环跳，拿委中、承山诸穴，最后沿骶刺肌纤维方向施以擦法，以透热为度，并以拍法结束治疗。手法每日做2次。

【功效】补益肝肾，滋阴通络。

【适应证】第三腰椎横突综合征（肝肾亏虚型）。

【临证加减】偏血虚者加当归12g，鸡血藤30g；偏湿热者加黄柏10g，虎杖根15g，泽泻12g；偏气阴不足者加黄芪20g，党参15g；兼肢体麻木者加乌梢蛇15g，五加皮12g。

【疗效】配合手法治疗136例，显效87例，有效45例，无效4例，总有效率97.1%。优于单纯口服西药止痛药组的有效率85.3%。

【来源】季秋建.中药合手法治疗第三腰椎横突综合征136例——附西药治疗60例对照.浙江中医杂志，2002，37（6）：244

🌸 强腰活络汤合四子舒腰方

黄芪60g　桂枝15g　当归12g　党参20g　乳香10g　没药10g

羌活10g　白芍18g　甘草6g　生姜8g　秦艽10g

【用法】每日1剂，水煎400ml，分2次口服，10天为1个疗程。

配合外用药"四子舒腰方"（白芥子30g，菟丝子30g，莱菔子30g，吴茱萸30g，粗生盐50g），共放入铁锅中干炒，炒时间或洒少许白酒，当炒至盐黄爆跳时即可倒出，用棉纱布或毛巾包裹，趁热外熨烫腰部疼痛位特别是横突处，每日2次，每次30分钟。

【功效】益气活血，祛风散寒除湿。

【适应证】**第三腰椎横突综合征（风寒湿痹型）**。症见：腰部第三腰椎横突压痛，可伴臀部大腿疼痛，有沉重感，自觉四肢湿冷，症状随天气变化，患者喜暖恶寒，脉沉迟，舌苔白腻。

【临证加减】肿胀明显加䗪虫、地龙；疼痛较剧加元胡、木香；肾虚加桑寄生、狗脊、杜仲；下肢反射痛加牛膝。

【疗效】治疗53例，痊愈35例，好转18例，无效0例，总有效率100%。

【来源】王章.中药内服热熨治疗L3横突综合征53例.江苏中医药，2004，25（3）：32 – 33

第六节 腰肌筋膜劳损

腰肌筋膜劳损又称"腰背肌筋膜炎"、"功能性腰痛"等。主要指腰骶部肌肉、筋膜、韧带等软组织的慢性损伤，导致局部无菌性炎症，从而引起腰骶部一侧或两侧的弥漫性疼痛，是慢性腰腿痛中常见的疾病之一，多见于中老年人，近年来临床观察发现青壮年人发病也占相当比例，常与职业和工作环境有密切关系。多无明显的外伤史，因其发病缓慢，病程较缠绵。

腰部脊柱是一根独立的支柱，其前方为松软的腹腔，附近只有一些肌肉、筋膜和韧带等软组织，而无骨性结构保护，既承受着人体1/2的重力，又从事着各种复杂的运动，故腰部在承重和运动时，过度的负重、不良的奇弯腰所产生的强大拉力和压力，容易引起腰段脊柱周围的肌肉、筋膜和韧带损伤。而其中最容易扭伤的是腰骶、骶髂关节和腰背两侧骶棘肌。腰骶关节是脊柱运动的枢纽，骶髂关节则是连接躯干和下肢的桥梁，腰部两侧的肌肉和韧带是维持脊柱稳定的重要因素。

本病的主要表现及诊断要点主要包括：①腰部疼痛：表现为长期反复发作的腰背部疼痛，呈钝性胀痛或酸痛不适，时轻时重，迁延难愈。休息、适当活动或经常改变体位姿势可使症状减轻。劳累、阴雨天气、受风寒湿影响则症状加重。②腰部活动基本正常，一般无明显障碍，但有时有牵掣不适感。不耐久坐久站，不能胜任弯腰工作。弯腰稍久，便直腰困难。常喜双手捶击，以减轻疼痛。③急性发作时，诸症明显加重，可有明显的肌痉挛，甚至出现腰脊柱侧弯，下肢牵掣作痛等症状。④检查可见腰背部僵硬，呈板状，且腰背部压痛范围较广泛，压痛点多在骶髂关节背面、骶骨背面和腰椎横突等处。轻者压痛多不明显，重者伴随压痛可有一侧或双侧骶棘肌痉挛僵硬。⑤X线检查，除少数可发现腰骶椎先天性畸形和老年患者椎体骨质增生外，多无异常发现。

临床上，腰肌筋膜劳损可由急性腰扭挫伤未得到及时正确的治疗，或治疗不彻底，或反复多次损伤，致使受伤的腰肌筋膜不能完全修复迁延而来，而腰肌筋膜劳损也由于腰背受力不平衡更容易急性腰部扭挫伤，故两者治疗有一定共通之处。

中医学称本病为"腰筋劳伤"、"痹证"、"腰痛"，因劳逸不当，造成气血、筋骨活动失调，腰背部经络筋膜劳损，脉络受阻，瘀血凝滞，不通则痛。或因肝肾亏虚，外受风寒湿邪侵袭，导致腰部络脉不通，肌肉筋脉失于濡养，瘀血、痰湿、寒邪痹阻肾络而成。

🌸 柴杜汤

杜仲 30g　川续断 30g　柴胡 15g　白术 15g　白芍 15g　茯苓 15g　甘草 6g　熟地 15g　防己 10g　细辛 3g　薄荷 10g　生姜 10g

【用法】日 1 剂，水煎 2 次取汁 300ml 分早晚 2 次口服。10 天为 1 个疗程。

【功效】补肝肾，强筋骨，通血脉，止痹痛。

【适应证】**腰肌筋膜劳损（肝肾亏虚型）**。症见：腰部疼痛久治不愈，症状反复发作，筋骨萎软，常喜双手捶击，以减轻疼痛，劳累后症状明显加重，侧卧时症状减轻，有时腿部发麻时伴有耳鸣耳聋，脉弦细尺脉弱，舌淡苔白。

【疗效】治疗 120 例，服用 2 个疗程。治愈 36 例，好转 83 例，未愈 1 例，总体有效率 99.2%。

【来源】梁伯进. 柴杜汤治疗慢性腰肌劳损 120 例. 湖南中医杂志, 2002, 18 (4): 17

🪷 补肾壮筋汤

熟地黄 15g　当归 10g　白芍 15g　山茱萸 15g　茯苓 15g　川续断 20g　牛膝 10g　五加皮 10g　青皮 10g

【用法】日 1 剂, 水煎 2 次取汁 300ml 分早晚 2 次口服。20 日为 1 个疗程。

【功效】补肝益肾, 强筋壮骨。

【适应证】**腰肌筋膜劳损（肝肾亏虚型）**。症见: 腰部疼痛久治不愈, 症状反复发作, 筋骨萎软, 常喜双手捶击, 以减轻疼痛, 劳累后症状明显加重, 侧卧时症状减轻, 有时腿部发麻时伴有耳鸣耳聋, 脉弦细尺脉弱, 舌淡苔白。

【临证加减】气滞血瘀, 疼痛明显加乳香 6g, 没药 6g, 䗪虫 6g, 元胡 15g; 阴虚加枸杞 15g, 增熟地黄至 30g; 阳虚加肉桂 10g, 附子 10g, 巴戟天 10g; 气虚加黄芪 30g, 党参 30g; 脾胃虚弱加淮山药 15g, 白术 15g; 湿热加苍术 6g, 黄柏 6g; 风湿加威灵仙 15g, 独活 6g。

【疗效】治疗 66 例, 治愈 50 例, 好转 11 例, 无效 5 例, 总有效率 92.4%。

【来源】刘远峰, 孙维琰. 补肾壮筋汤治疗腰肌劳损 66 例小结. 中国中医骨伤科, 1994, 2 (6): 48

🪷 除湿补肾汤

炒白术 30g　生薏苡仁 30g　芡实 30g　炒白芍 30g　炙甘草 15g

【用法】水煎服, 日 1 剂, 头煎 30 分钟取汁 200ml, 再煎 20 分钟取汁 200ml, 两煎混合早晚各 1 次口服, 药渣用布包裹热敷患侧, 每日 1 次, 每次 30 分钟, 10 天为 1 个疗程。

【功效】补肾祛湿, 兼散寒止痛。

【适应证】**腰肌筋膜劳损（寒湿阻络型）**。症见: 腰背部疼痛长期反复发作, 有沉重感, 呈酸痛或冷痛不适, 转侧不利, 逐渐加重, 静卧病痛不减, 自觉四肢湿冷, 喜暖恶寒, 劳累、阴雨天气、受风寒湿影响则症状加重, 舌质淡, 苔白腻, 脉沉而迟缓。

【疗效】治疗 72 例，治愈 26 例，好转 40 例，无效 6 例，总有效率为 91.67%。

【来源】崔爱军.除湿补肾汤治疗腰肌劳损 72 例.甘肃中医学院学报，2009，26（1）：22－23

补肾活血汤

熟地 20g 当归 20g 川续断 20g 狗脊 20g 杜仲 10g 桃仁 10g 红花 10g 牛膝 15g 白芍 15g 三七 5g

【用法】日 1 剂，水煎 2 次取汁 400ml 分早晚 2 次口服。10 天为 1 个疗程，连服 2~3 个疗程。

【功效】补肾活血，通络止痛。

【适应证】**腰肌筋膜劳损（肝肾亏虚型）**。症见：腰部疼痛久治不愈，症状反复发作，筋骨萎软，常喜双手捶击，以减轻疼痛，劳累后症状明显加重，侧卧时症状减轻，有时腿部发麻时伴有耳鸣耳聋，脉弦细尺脉弱，舌淡苔白。

【注意事项】治疗期间禁止重体力劳动，适当休息，避免腰部着凉。

【临证加减】偏湿热加二妙散，偏寒证酌加制川乌。

【疗效】治疗 216 例，治愈 89 例，好转 112 例，无效 15 例，总有效率为 93.1%。

【来源】黄清旭，蒲彩华.补肾活血汤治疗腰肌劳损 216 例.实用中医药杂志，2003，19（5）：240

独活寄生汤

独活 12g 桑寄生 12g 杜仲 9g 牛膝 9g 细辛 3g 秦艽 6g 茯苓 12g 肉桂心 9g 防风 9g 川芎 9g 人参 6g 甘草 6g 当归 12g 白芍 9g 干地黄 9g

【用法】水煎服，日 1 剂，头煎 30 分钟取汁 200ml，再煎 20 分钟取汁 200ml，两煎混合早晚各 1 次口服，10 天为 1 个疗程。

【功效】祛风湿，止痹痛，益肝肾，补气血。

【适应证】**腰肌筋膜劳损（肝肾亏虚型）**。

【临证加减】肾阳虚者，酌加菟丝子、补骨脂以温补肾阳；肾阴虚者，酌加龟版、鳖甲以滋补肾阴；寒邪偏盛者，酌加附子、干姜以温阳散寒；湿邪偏盛者，酌加防己、苍术、薏苡仁以祛湿。

【疗效】纯中药治疗26例，治愈1例，显效6例，有效10例，无效9例，总有效率65.4%，配合理疗共同治疗，总有效率可达84.6%。

【来源】杨德俊，李亚平，楚志高，等.独活寄生汤配合理疗治疗慢性腰肌劳损的疗效观察.中医药导报，2012，18（10）：55-56

二乌通痹汤

川乌（制）10g 草乌（制）10g 牛膝15g 黄芪20g 桃仁15g 红花15g 威灵仙15g 独活10g 杜仲15g 桑寄生15g

【用法】水煎服，日1剂，头煎30分钟取汁200ml，再煎20分钟取汁200ml，两煎混合早晚各1次口服，药渣用布包外敷腰部，时间15~20分钟，10天为1个疗程。

【功效】祛风除湿，散寒止痛，补益肝肾，益气活血。

【适应证】**腰肌筋膜劳损（寒湿阻络型）**。症见：腰背部疼痛长期反复发作，有沉重感，呈酸痛或冷痛不适，转侧不利，逐渐加重，静卧病痛不减，自觉四肢湿冷，喜暖恶寒，劳累、阴雨天气、受风寒湿影响则症状加重，舌质淡，苔白腻，脉沉而迟缓。

【疗效】治疗120例，痊愈38例，显效62例，有效8例，无效12例，总有效率90%。

【来源】郝玉红，张艳丽.二乌通痹汤治疗腰肌劳损120例临床观察.国医论坛，2002，17（4）：25-26

通络益肾汤

当归15g 丹参30g 川牛膝15g 怀牛膝15g 鹿角胶15g（烊化） 桑寄生15g 山萸肉10g 金毛狗脊30g 䗪虫10g 蜈蚣2条 地龙15g 杜仲20g 炙甘草6g 海马10g

【用法】水煎服，日1剂，头煎30分钟取汁200ml，再煎20分钟取汁200ml，两煎混合早晚各1次口服，配合口服壮腰健肾丸，药渣用布包裹热敷患侧，每日1次，每次30分钟，15天为1个疗程。

【功效】补益肝肾，通络止痛。

【适应证】**腰肌筋膜劳损（肝肾亏虚型）**。症见：腰部疼痛久治不愈，症状反复发作，筋骨萎软，常喜双手捶击，以减轻疼痛，劳累后症状明显加重，侧卧时症状减轻，有时腿部发麻时伴有耳鸣耳聋，脉弦细尺脉弱，舌淡苔白。

【疗效】治疗 65 例，痊愈 45 例，显效 16 例，无效 4 例，总有效率 93.8%。

【来源】魏锦峰. 通络益肾汤治疗腰肌劳损 65 例疗效观察. 光明中医，2012，27（6）：1159 - 1160

益肾舒筋汤

黄柏 15g　知母 15g　杜仲 15g　伸筋藤 15g　络石藤 15g　乌梢蛇 15g　龟板 15g　生地 15g　丹皮 15g　牛膝 15g　陈皮 10g　茯苓 10g　川续断 10g　薏苡仁 40g

【用法】水煎服，日 1 剂，头煎 30 分钟取汁 200ml，再煎 20 分钟取汁 200ml，两煎混合早晚各 1 次口服，6 天为 1 个疗程，服用 2~3 个疗程。

【功效】清热利湿，补益肝肾，舒筋通络。

【适应证】**腰肌筋膜劳损（湿热壅滞型）**。症见：腰部疼痛，重着而热，暑湿阴雨天气症状加重，活动后或可减轻，身体困重，恶热口渴，小便短赤，脉弦数或濡数，舌苔黄腻。

【疗效】治疗 102 例，痊愈 10 例，显效 45 例，有效 39 例，无效 8 例，总有效率 92.16%。

【来源】郑映裕，王明森，庄义州，等. 益肾舒筋汤治疗慢性腰肌劳损疗效观察. 国际医药卫生导报，2005：121 - 123

身痛逐瘀汤

当归 10g　川芎 10g　桃仁 10g　红花 10g　没药 6g　五灵脂 6g　香附 10g　鸡血藤 20g　杜仲 20g　熟地黄 25g　菟丝子 10g

【用法】每日 1 剂，水煎服，两次煎共 300ml，每天早晚各 1 次，每次口服 150ml，14 天为 1 个疗程。

【功效】活血祛瘀，祛风通络，行气止痛。

【适应证】**腰肌筋膜劳损（血瘀停滞型）**。症见：急性扭挫伤后久治不愈，长期反复发作的腰背部疼痛如刺，痛有定处，痛处拒按，日轻夜重，轻者俯仰不便，重者不能转侧。舌质暗紫，或有瘀斑，脉弦数或细涩。

【临证加减】腰痛连腿者加独活、牛膝；兼寒湿者加茯苓、白术、肉桂、干姜；兼湿热者加薏苡仁、黄柏；气滞重者加青皮、香橼、佛手。

【疗效】治疗60例，痊愈17例，显效27例，有效13例，无效3例，总有效率95.0%。

【来源】王旭，詹海夫. 身痛逐瘀汤加减治疗慢性腰肌劳损60例临床观察. 长春中医药大学学报，2006，22（2）：27

🌸 阳和汤

熟地30g　生麻黄6g　生甘草6g　肉桂3g　鹿角胶（另烊）20g　白芥子8g　炮姜炭10g

【用法】水煎服，每天2次，每日1剂。7天为1个疗程。

【功效】温阳补血，散寒通滞。

【适应证】**腰肌筋膜劳损（寒湿阻络型）**。症见：腰背部疼痛长期反复发作，有沉重感，呈酸痛或冷痛不适，转侧不利，逐渐加重，静卧病痛不减，自觉四肢湿冷，喜暖恶寒，劳累、阴雨天气、受风寒湿影响则症状加重，舌质淡，苔白腻，脉沉而迟缓。

【临证加减】腰痛连臀至膝者加怀牛膝、络石藤；兼热象者去炮姜、肉桂，加丝瓜络、木瓜、黄柏、留行子；呈刺痛状加当归、九香虫、䗪虫；痛势绵绵、畏寒者加用仙灵脾、仙茅、金毛狗脊。

【疗效】治疗60例，治愈21例，有效32例，无效7例，总有效率88.3%。

【来源】丁炎林，马建太. 阳和汤治疗慢性腰肌劳损60例. 浙江中医杂志，1998，33（4）：164

🌸 腰脊劳损汤

当归15g　川芎30g　血竭15g　乳香15g　没药15g

【用法】水煎服，日1剂，头煎30分钟取汁200ml，再煎20分钟取汁200ml，两煎混合早晚各1次口服，7天为1个疗程。

【功效】活血化瘀，行气止痛。

【适应证】**腰肌筋膜劳损（寒湿阻络型）**。

【疗效】治疗组 200 例，痊愈 150 例，好转 38 例，无效 12 例，总有效率 94.0%。

【来源】符雷，赵国东. 腰脊劳损汤治疗腰肌劳损 300 例临床观察. 中国实验方剂学杂志，2009，15（3）：13

加味芍药甘草汤

　　白芍 30g　炙甘草 10g　伸筋草 15g　鸡血藤 10g　炒白术 15g　当归 10g

【用法】水煎服，日 1 剂，头煎 30 分钟取汁 200ml，再煎 20 分钟取汁 200ml，两煎混合早晚各 1 次口服，7 天为 1 个疗程，服用 4 个疗程。

【功效】养血敛阴，柔肝止痛，健脾益气。

【适应证】**腰肌筋膜劳损（肝肾亏虚型）**。症见：腰部疼痛久治不愈，症状反复发作，筋骨萎软，常喜双手捶击，以减轻疼痛，劳累后症状明显加重，侧卧时症状减轻，有时腿部发麻时伴有耳鸣耳聋，脉弦细尺脉弱，舌淡苔白。

【疗效】治疗 60 例，痊愈 40 例，好转 16 例，无效 4 例，总有效率 93.3%。

【来源】唐欣荣，任东坡，申艳慧，等. 加味芍药甘草汤治疗慢性腰肌劳损临床观察. 吉林中医药，2009，29（2）：134－135

腰痛汤

　　制川乌 6g（久煎）　　制草乌 6g（久煎）　　独活 10g　威灵仙 15g　没药 10g　五灵脂 10g　熟地黄 15g　菟丝子 15g　牛膝 15g　香附 10g　元胡 15g　当归 15g　川芎 10g　桃仁 10g　红花 10g

【用法】每天 1 剂，水煎服，每剂煎 2 次混合后分两次早晚服用。7 剂为 1 个疗程，连服 2 个疗程。

【功效】祛风除湿，散寒止痛，补益肝肾，益气活血。

【适应证】**腰肌筋膜劳损**。症见：腰部疼痛，表现为长期反复发作的腰背部疼痛，呈钝性胀痛或酸痛不适，时轻时重，迁延难愈。休息、适当活动或经常改变体位姿势可使症状减轻。劳累、阴雨天气、受风寒湿影响则症状加重。

【疗效】治疗 40 例，治愈 10 例，显效 18 例，有效 9 例，无效 3 例，总有效率 92.5%。

【来源】雷静．腰痛汤治疗慢性腰肌劳损 40 例临床观察．中医药导报，2008，14（4）：35－36

🪷 补肾祛瘀汤

杜仲 15g　续断 15g　当归 15g　川牛膝 12g　山茱萸 12g　枸杞子 30g　女贞子 30g　菟丝子 30g　三七 6g（打碎冲服）　五灵脂 10g　金毛狗脊 30g　香附 10g　元胡 10g　甘草 10g

【用法】水煎服，日 1 剂，头煎 30 分钟取汁 200ml，再煎 20 分钟取汁 200ml，两煎混合早晚各 1 次口服，10 天为 1 个疗程，连服 1~2 个疗程。

【功效】补肾强筋，行气活血，通络止痛。

【适应证】**腰肌筋膜劳损（血瘀停滞型）**。症见：急性扭挫伤后久治不愈，长期反复发作的腰背部疼痛如刺，痛有定处，痛处拒按，日轻夜重，轻者俯仰不便，重者不能转侧。舌质暗紫，或有瘀斑，脉弦数或细涩。

【临证加减】兼风湿者加独活、桑寄生、千年健；腰椎肥大者加淫羊藿、巴戟天、鹿角霜。

【疗效】治疗 32 例，显效 21 例，有效 8 例，无效 3 例，总有效率 90.6%。

【来源】李顺喜．自拟补肾祛瘀汤治疗腰肌劳损．湖北中医学院学报，2007，9（4）：58

🪷 肾着汤加味

干姜 40g　甘草 20g　茯苓 40g　白术 20g　桂枝 10g　杜仲 10g　元胡 10g

【用法】水煎服，日 1 剂，头煎 30 分钟取汁 150ml，再煎 20 分钟取汁 150ml，两煎混合早中晚各 1 次口服，7 天为 1 个疗程，连服 1 个疗程。

【功效】温肾散寒，健脾除湿。

【适应证】**腰肌筋膜劳损（寒湿阻络型）**。症见：腰背部疼痛长期反复发作，有沉重感，呈酸痛或冷痛不适，转侧不利，逐渐加重，静卧病痛不减，自觉四肢湿冷，喜暖恶寒，劳累、阴雨天气、受风寒湿影响则症状加重，舌质淡，苔白腻，脉沉而迟缓。

【疗效】治疗80例，治愈8例，显效37例，有效31例，无效4例，总有效率95.01%。

【来源】蔡春盛. 肾着汤合针刺治疗慢性腰肌劳损临床观察. 广州中医药大学硕士学位论文，2008，（4）：1 – 31

第七节　椎间盘突出症

腰椎间盘突出症是指椎间盘纤维环破裂后，其髓核连同残存的纤维环和覆盖其上的后纵韧带向椎管内突出，压迫邻近的脊神经根或脊髓所产生的症状。多发于壮年体力劳动者，男多于女，20～50岁占90%以上。约70%的患者有腰部受伤史。多表现为腰痛或伴一侧下肢放射痛、麻木，脊柱侧弯畸形，活动受限，咳嗽、打喷嚏或腹部用力时疼痛加重，卧床休息减轻。有一部分患者感下肢发凉，或者单侧或双侧下肢水肿，这都与腰部交感神经受刺激有关。

本病的诊断要点主要包括：①腰痛、下肢放射痛或麻痹。②磁共振或造影等影像学检查证实与下肢症状相符的相应的椎间盘突出，使侧隐窝或椎管狭窄，压迫神经根、硬膜囊。③直腿抬高试验及加强试验或跟臀试验阳性，脊柱侧弯。④肌电图异常，肌萎、肌力下降，膝反射或跟腱反射减弱，感觉减弱。

临床上，腰椎间盘突出症按突出情况分6种类型，①退变型：椎间盘退变，MRI信号改变，但没有突出或膨出。②膨出型：纤维环未破裂。③突出型：纤维环的内层破裂，外层完整。④脱出（韧带下型）：纤维环内外层均破裂，但后纵韧带完整，突出之间盘与纤维环内者相连。⑤脱出（经韧带型）：纤维环和后纵韧带均破裂，突出之间盘与纤维环内者相连。⑥游离型：突出部分与纤维环完全分离。

中医学称本病为腰腿痛、痹证，认为腰椎间盘突出症起病的原因在于气血渐亏、正气不足，腠理不密、卫外不固而外感风、寒、湿、热之邪或郁而化热、外伤日久失治导致经脉失畅，脉络不通则痛，因此治疗的根本在于调理气血，在调理气血的基础上祛风散寒、活血通络。

🪷 独活寄生汤

独活 6g　桑寄生 18g　杜仲 12g　牛膝 6g　细辛 3g　秦艽 12g　茯苓 12g　肉桂心 2g　防风 6　川芎 6g　党参 12g　甘草 3g　当归 12g　白芍 10g　熟地黄 15g

【用法】日 1 剂，水煎 2 次取汁 400ml 分早晚 2 次口服。3 周为 1 个疗程。

【功效】祛风湿，止痹痛，益肝肾，补气血。

【适应证】**腰椎间盘突出症（肝肾亏虚型）**。症见：腰腿疼痛久治不愈，症状反复发作，患者筋骨萎软，按压疼痛处症状有所缓解，劳累后症状明显加重，侧卧时症状减轻，有时腿部发麻时伴有耳鸣耳聋，脉弦细足脉弱，舌淡苔白。

【临证加减】血瘀型加桃仁、红花、丹参；寒湿型加制川乌、制附子；风湿型加威灵仙、防己、蜈蚣、全蝎；肾阳虚型加山茱萸、仙灵脾、巴戟天；肾阴虚型加枸杞子、鹿角片、川断、狗脊。

【疗效】治疗 155 例，治愈 80 例，好转 62 例，未愈 13 例，总体有效率 91.61%。

【来源】王黎晓. 独活寄生汤加味治疗腰椎间盘突出症的临床观察. 全科医学临床与教育，2012，10（6）：685 – 687.

🪷 复元活血汤

柴胡 15g　大黄 30g　天花粉 9g　当归 9g　红花 6g　穿山甲珠 6g　桃仁 9g　甘草 9g

【用法】日 1 剂，水煎 2 次取汁 400ml 分早晚 2 次口服。5 周为 1 个疗程。

【功效】活血祛瘀，通经活络。

【适应证】**腰椎间盘突出症（气滞血瘀型）**。症见：腰痛症状明显，脊柱侧弯，腰椎间有明显压痛点，向下肢放射，患者在咳嗽、大笑时症状加重，疾病晚期可见患者肌肉萎缩，直腿抬高试验阳性，强迫体位，脉弦数或细涩，舌质暗紫。

【临证加减】血瘀证加乳香、没药各10g；寒湿证加独活12g，防风10g，葛根6g，鸡血藤30g；湿热证加黄柏12g，苍术12g，薏苡仁15g；肝肾亏虚证中偏阳虚加山茱萸15g，附子3g，肉苁蓉15g，乌药6g，沉香6g，偏阴虚加熟地黄30g，黄精10g，龟板10g。

【疗效】治疗60例，治愈51例，好转6例，无效3例，总有效率95%。

【来源】刘金涛，王丽贤，刘顺永.复元活血汤辨证治疗腰椎间盘突出症60例临床观察.河北中医，2012，34（6）：858－859

葛根木瓜芍药汤

葛根60g　木瓜20g　白芍20g　赤芍12g　当归12g　血藤15g　杜仲15g　萆薢15g　通草6g　伸筋草12g　独活12g　路路通12g　牛膝12g　续断15g　黄芪20g　甘草5g

【用法】日1剂，水煎2次取汁400ml分早晚2次口服。6天为1个疗程。

【功效】祛风散寒，除湿止痛，调和气血。

【适应证】**腰椎间盘突出症（风寒阻络型）**。症见：腰腿疼痛有沉重感，自觉四肢湿冷，症状随天气变化，脊柱侧弯、椎旁压痛或放射痛，患者喜暖恶寒，脉沉迟，舌苔白腻。

【临证加减】血压偏高者去黄芪，加车前子12g；肝肾不足者加枸杞15g，山茱萸12g；阴虚阳亢者加旱莲草15g，女贞子12g，生地黄12g，龟板10g。

【疗效】治疗64例，治愈48例，显效10例，有效3例，无效3例，总有效率为95.31%。

【来源】匡锦国.葛根木瓜芍药汤治疗腰椎间盘突出症64例.中国中医药现代远程教育，2012，10（7）：28－29

加味龙胆泻肝汤

龙胆草18g　栀子9g　泽泻9g　车前子6g　木通6g　生地黄6g　当归9g　柴胡6g　牛膝12g　黄柏12g　苍术12g　木瓜9g　秦艽9g　络石藤12g　元胡15g　甘草6g

【用法】水煎服，日1剂，头煎30分钟取汁200ml，再煎20分钟取汁200ml，两煎混合早晚各1次口服，10天为1个疗程。

【功效】清利肝经湿热，通络柔筋。

【适应证】**腰椎间盘突出症（湿热下注型）**。症见：腰腿疼痛，肢体无力，疼痛处有热感，遇热或者雨天疼痛加重，患者恶热口渴，小便短赤，脉弦数或濡数，舌苔黄腻。

【临证加减】舌质黯紫或瘀斑、疼痛如刺、痛有定处等明显瘀血征象者，加用桃仁、红花、川芎等活血化瘀药物；若疼痛剧烈者可加用乳香、没药等；若有腰膝酸困、乏力，劳累更甚等肝肾亏虚证候者，可加用补阳或滋阴药物。

【疗效】治疗 135 例，治愈 60 例，好转 50 例，未愈 25 例，总有效率81.48%。

【来源】尹建永，栾晓满. 加味龙胆泻肝汤治疗腰椎间盘突出症135 例. 中国中医药信息杂志，2012，19（2）：75

🪷 柔肝补肾活血汤

草薢15g　伸筋草20g　威灵仙15g　桑寄生20g　独活15g　防风15g　杜仲15g　桂枝10g　黄柏10g　三七10g　牛膝15g　鸡血藤15g　砂仁5g　甘草5g

【用法】水煎服，日 1 剂，头煎 30 分钟取汁 200ml，再煎 20 分钟取汁200ml，两煎混合早晚各 1 次口服，10 天为一疗程。

【功效】祛风散寒，清热利湿，活血祛瘀。

【适应证】**腰椎间盘突出症（风寒阻络型）**。症见：腰腿疼痛有沉重感，自觉四肢湿冷，症状随天气变化，脊柱侧弯、椎旁压痛或放射痛，患者喜暖恶寒，脉沉迟，舌苔白腻。

【临证加减】颈项疼痛剧者加葛根15g，气虚者加黄芪15g，血虚者加当归10g，视物昏花加菊花15g。

【疗效】治疗170 例，痊愈144 例，好转12 例，无效14 例，总有效率92%。

【来源】金塔元. 解痹伸筋汤治疗颈腰椎间盘突出症260 例. 现代中医药，2010，30（5）：45－46

🪷 健运汤

黄芪25g　党参15g　当归12g　乳香10g　没药10g　三棱10g

莪术 10g　　知母 12g　　麦冬 12g　　郁金 15g　　穿山龙 20g　　木香 15g　　牛膝 15g　　丹参 20g　　狗脊 20g　　杜仲 15g　　全蝎 6g

【用法】水煎服，日 1 剂，头煎 30 分钟取汁 200ml，再煎 20 分钟取汁 200ml，两煎混合早晚各 1 次口服，15 天为 1 个疗程。

【功效】补益肝肾，活血化瘀，通络止痛。

【适应证】**腰椎间盘突出症（肝肾亏虚型）**。症见：腰腿疼痛久治不愈，症状反复发作，患者筋骨萎软，按压疼痛处症状有所缓解，劳累后症状明显加重，侧卧时症状减轻，有时腿部发麻时伴有耳鸣耳聋，脉弦细尺脉弱，舌淡苔白。

【临证加减】血瘀型多有外伤史，发病较急，腰腿痛剧烈，腰转侧困难，舌紫黯或有瘀斑，脉弦涩，加赤芍、红花、三七末；寒湿型腰腿冷痛重着，肢体发凉，得温则减，舌质淡，苔白腻，脉沉迟，加附子、骨碎补；肝肾亏虚型，反复发作，经久不愈，腰酸膝软，动则加重，易头晕，耳鸣，舌淡，苔薄，脉细弱，加熟地黄、山萸肉、枸杞子，痛甚在痛处加贴五毒骨康贴。

【疗效】治疗 96 例，痊愈 67 例，好转 25 例，无效 4 例，总有效率 96.8%。

【来源】陈道林．健运汤治疗腰椎间盘突出症 96 例．中国中医药现代远程教育，2011，9（18）：16

舒腰痛安汤

羌活 30g　　独活 30g　　秦艽 15g　　当归 15g　　川芎 10g　　杜仲 15g　　川续断 15g　　狗脊（去毛）25g　　姜黄 15g　　蟅虫 15g　　牛膝 15g　　地龙 15g　　泽泻 20g　　丹参 20g　　党参 20g　　柴胡 15g　　白芷 15g　　猪苓 15g　　元胡 15g　　三七粉（冲服）6g　　生甘草 10g

【用法】水煎服，日 1 剂，头煎 30 分钟取汁 200ml，再煎 20 分钟取汁 200ml，两煎混合早晚各 1 次口服，6 天为 1 个疗程，服用 2～3 个疗程。

【功效】补肾强筋，祛风除湿，行气活血。

【适应证】**腰椎间盘突出症（肝肾亏虚型）**。

【临证加减】下肢麻甚加木瓜、天麻；髋骨疼痛为主加伸筋草、薏苡仁、威灵仙、豨莶草；疼痛甚者加全蝎、蜈蚣、乳香、没药。

【疗效】治疗 157 例，痊愈 120 例，好转 36 例，无效 1 例，总有效率 99.3%。

【来源】温志芳．舒腰痛安汤治疗腰椎间盘突出症 157 例．内蒙古中医药，2010，29

（2）：9－10

四妙汤加味

苍术 12g　黄柏 10g　川牛膝 15g　薏苡根 30g　独活 12g　黄芪 30g　党参 10g　甘草 3g　一条根 20g

【用法】每日 1 剂，水煎服，每天早晚各 1 次，每次口服 200ml。连服 7 剂为 1 个疗程，一共服用 3 个疗程。

【功效】清热利湿，祛风止痛。

【适应证】**腰椎间盘突出症（湿热下注型）**。症见：腰腿疼痛，肢体无力，疼痛处有热感，遇热或者雨天疼痛加重，患者恶热口渴，小便短赤，脉弦数或濡数，舌苔黄腻。

【疗效】治疗 41 例，显效 20 例，有效 14 例，无效 7 例，总有效率 83.0%。

【注意事项】治疗期间须静卧休息、卧硬板床 3 周，减少做腹压增加的活动，例如用力排便、咳嗽等；采用飞燕点水式和拱桥式功法进行腰背肌功能锻炼，每组 10～30 次，每日 3 组。

【来源】张建新，杨健. 四妙汤加味治疗湿热内阻型腰椎间盘突出症的疗效观察. 光明中医，2012，27（3）：497－498

桃红四物汤加味

桃仁 10g　红花 10g　生地黄 10g　川芎 15g　当归 12g　元胡 20g　枳壳 10g　茯苓 10g　泽泻 10g　三七 10g　威灵仙 10g　牛膝 15g　杜仲 15g　玉竹 10g

【用法】水煎服，每天 2 次，每日 1 剂。

【功效】补气活血，通经止痛，补益肝肾。

【适应证】**腰椎间盘突出症（气滞血瘀型）**。症见：腰痛症状明显，脊柱侧弯，腰椎间有明显压痛点，向下肢放射，患者在咳嗽、大笑时症状加重，疾病晚期可见患者肌肉萎缩，直腿抬高试验阳性，强迫体位，脉弦数或细涩，舌质暗紫。

【临证加减】若寒象重者，加肉桂、炙附片；湿象重者，加苍术、黄柏；

脾胃虚弱者，加党参、白术；失眠者，加珍珠母、酸枣仁。

【疗效】治疗 56 例，显效 28 例，有效 20 例，无效 8 例，总有效率 85.7%。

【来源】王富德，赵红波，余节山. 桃红四物汤加味治疗腰椎间盘突出症 56 例. 中国现代医生，2010，48（30）：48－61

温筋活络汤

杜仲 15g　金毛犬 15g　乌蛸蛇 15g　巴戟天 10g　续断 20g　金刚藤 30g　制川乌 10g　当归 20g　鸡血藤 30g　乌药 10g　厚朴 10g　淮牛膝 15g　独活 10g　泽泄 10g　黄芪 30g　全蝎 10g

【用法】每日 1 剂，水煎 300ml，分 3 次口服，30 日为 1 个疗程。配合外用骨关节止痛搽剂（马钱子 50g、天南星 20g、生川乌 30g、生草乌 30g、白芷 20g、闹羊花 30g、细辛 20g、樟脑 20g、冰片 20g、生乳香 20g、生没药 20g、透骨草 30g、雷公藤 20g、松节油 150ml、75% 酒精 1000ml、用水 250ml。浸泡 3 周，去渣过滤，每瓶装 100ml 备用）外搽腰椎患部及酸麻胀痛之腿部，边搽边按摩，每日 5～6 次。

【功效】温肾固阳，祛风通络。

【适应证】**腰椎间盘突出症（肝肾亏虚型）**。症见：腰腿疼痛久治不愈，症状反复发作，患者筋骨萎软，按压疼痛处症状有所缓解，劳累后症状明显加重，侧卧时症状减轻，有时腿部发麻时伴有耳鸣耳聋，脉弦细尺脉弱，舌淡苔白。

【疗效】治疗 726 例，痊愈 592 例，好转 115 例，无效 19 例，总有效率 97.38%。

【来源】周海军. 温筋活络汤为主治疗腰椎间盘突出症 726 例疗效观察. 世界中医骨科杂志，2010，11（2）：112－113

益肾通痹汤

川断 10g　狗脊 10g　桑枝 12g　鸡血藤 12g　䗪虫 10g　地龙 10g　蜈蚣 2 条　制川乌 6g　制草乌 6g　白芥子 6g　仙灵脾 10g　鹿衔草 15g　甘草 10g

【用法】水煎服，每天 2 次，每日 1 剂。

【功效】补肝益肾，行气化瘀止痛。

【适应证】**腰椎间盘突出症（术后瘀血内阻，肝肾亏虚型）**。症见：术后残留腰痛症状，腰椎间有明显压痛点，向下肢放射，患者在咳嗽、大笑时症状加重，直腿抬高试验阳性，强迫体位，伴有耳鸣耳聋，脉弦数或细涩，舌质暗紫。

【临证加减】热重加黄柏 6g，知母 10g；阴虚加枸杞子 15g，生地 10g；湿重加苍术 6g，白术 10g；气滞加陈皮 6g，炒枳壳 6g。

【疗效】治疗 75 例，疗效优于应用甲钴胺营养神经组。

【来源】张爱平，李森. 益肾通痹汤治疗 75 例腰椎术后残留症状的临床疗效观察. 山西中医学院学报，2011，12（3）：37－39

🪷 壮腰祛风镇痛汤

威灵仙 15g　杜仲 10g　狗脊 10g　熟地 10g　羌活 10g　独活 10g　秦艽 10g　乌梢蛇 10g　全蝎 5g　蜈蚣 5g　制川乌 5g　制草乌 5g

【用法】每天 1 剂，水煎服，每剂煎 2 次混合后分 2 次早晚服用。7 剂为 1 个疗程，连服 2 个疗程。

【功效】壮腰补肾，祛风散寒，通络止痹。

【适应证】**腰椎间盘突出症（风寒阻络型）**。症见：腰腿疼痛有沉重感，自觉四肢湿冷，症状随天气变化，脊柱侧弯、椎旁压痛或放射痛，患者喜暖恶寒，脉沉迟，舌苔白腻。

【临证加减】腿屈伸不利加牛膝、木瓜、伸筋草；有损伤、痛有定处加当归、红花、桃仁、赤芍；肢体寒湿麻木加苍术、白术、薏苡仁、茯苓、鸡血藤；病久肌萎加黄芪、党参。

【疗效】治疗 85 例，治愈 51 例，好转 18 例，无效 16 例，总有效率为 81%。

【来源】白伍泉，张凌云. 壮腰祛风镇痛汤治疗老年性腰椎间盘突出症疗效观察. 陕西中医，2011，32（4）：448－449

🪷 健腰舒筋汤

制川乌（先煎 15 分钟）10g　独活 10g　丹参 15g　徐长卿 15g

桑寄生 15g 杜仲 15g 白芍 15g 甘草 5g

【用法】水煎服，日 1 剂，头煎 30 分钟取汁 200ml，再煎 20 分钟取汁 200ml，两煎混合早晚各 1 次口服，10 天为 1 个疗程。

【功效】温经散寒，祛风除湿，活血止痛。

【适应证】腰椎间盘突出症（风寒阻络型）。

【临证加减】气滞血瘀型：加三七 5g（研末冲兑），当归 15g，川芎 10g，红花 10g；寒湿凝滞型：加秦艽 15g，威灵仙 15g，肉桂 10g，制草乌（先煎 15 分钟）5g；肾虚型：偏阴虚者加枸杞 15g，枣皮 15g，阳虚加鹿角胶 10g，淫羊藿 15g。

【疗效】治疗 105 例，显效 36 例，有效 59 例，无效 10 例，总有效率 90.5%。

【来源】赵振山，吴小平，黄振宇，等. 自拟健腰舒筋汤治疗腰椎间盘突出症 105 例疗效观察. 中医药导报，2011，17（5）：63 – 64

三甲补肾健骨汤

炮穿山甲 10g 龟板 20g 鳖甲 20g 鹿角霜 20g 杜仲 20g 巴戟天 15g 续断 15g 菟丝子 15g 狗脊 15g 熟地 20g 牛膝 10g 蟅虫 10g 川芎 10g 威灵仙 12g 伸筋草 30g

【用法】每日 1 剂水煎服，取汁 600ml（包括复煎），分 2 次服用，能饮酒者用白酒或米酒 50ml 送服药汁，连服 2 个月为 1 个疗程。

【功效】补肾健骨，填髓除痹化瘀。

【适应证】腰椎间盘突出症（肝肾亏虚型）。

【临证加减】疼痛剧烈者加元胡、制没药、乳香、乌梢蛇等；寒湿瘀滞者加制川乌、草乌；湿邪较重者加适量防己、木瓜。

【疗效】治疗 90 例，痊愈 33 例，显效 30 例，有效 22 例，无效 5 例，总有效率 94.4%，优于对照组的 64.4% 的总有效率。

【来源】连建共，廖辉陵. 自拟三甲补肾健骨汤治疗腰椎间盘突出症 90 例疗效观察. 医学信息：2011，24（1）：338 – 339

逍龙汤合索引

地龙 15g 秦艽 15g 川牛膝 15g 怀牛膝 30g 茯苓 15g 生白术

20g　白芍 30g　当归 15g　川芎 15g　威灵仙 15g　麻黄 15g　陈皮 15g
薄荷 10g　柴胡 10g　狗脊 30g　三七粉 10g

【用法】水煎服，日 1 剂，头煎 30 分钟取汁 200ml，再煎 20 分钟取汁
200ml，两煎混合早晚各 1 次口服，期间配合牵引治疗，牵引力为体重的 2
倍，每日 2 次，每次 30 分钟，15 天为 1 个疗程。

【功效】补肝肾，强筋骨，祛风湿，除痹痛。

【适应证】**腰椎间盘突出症（肝肾亏虚型）**。症见：腰腿疼痛久治不愈，
症状反复发作，患者筋骨萎软，按压疼痛处症状有所缓解，劳累后症状明显
加重，侧卧时症状减轻，有时腿部发麻时伴有耳鸣耳聋，脉弦细尺脉弱，舌
淡苔白。

【临证加减】下肢疼痛剧烈者，加制川乌 5g，独活 15g；游走性窜痛者，加
木瓜 15g，防己 10g；下肢麻木者，加䗪虫 10g，蜈蚣 2 条；睡眠较差者，加远志、
茯苓各 15g，枣仁 30g；胃脘胀满纳呆者，加焦山楂、佛手、鸡内金各 15g。

【疗效】治疗 226 例，痊愈 161 例，好转 64 例，无效 1 例，总有效
率 99.56%。

【来源】罗小林，李科兰. 自拟逍龙汤综合治疗腰椎间盘突出症. 内蒙古中医药，
2010，29（23）：48 - 49

❀ 通督腰复汤

鹿角霜 10g　枸杞子 10g　骨碎补 10g　续断 10g　怀牛膝 10g　独活
10g　威灵仙 20g　熟地黄 30g　山茱萸 10g　当归 10g　䗪虫 15g　赤芍
20g　没药 10g　制马钱子（打粉，装胶囊，每次 0.2g，每日 3 次）

【用法】每日 1 剂，水煎，分早晚 2 次温服，7 天为 1 个疗程，共 2~7 个
疗程。

【功效】补肾壮督，益精养血，散瘀通络，祛风除痹。

【适应证】**腰椎间盘突出症（肝肾亏虚型）**。

【临证加减】腰部、下肢有明显冷感，加制川乌 15g（先煎 1 小时）；下
肢有灼热感，加生地黄 20g；下肢麻木，加地龙 10g；口苦苔腻，加黄柏 10g、
苍术 10g；近期有外伤史，加桃仁 10g，红花 10g。

【疗效】治疗 80 例，痊愈 12 例，好转 61 例，无效 7 例，总有效率 91.25%。

【来源】张勇. 通督腰复汤治疗腰椎间盘突出症 80 例. 中医研究，2011，24（4）：

🪷 腰痛灵汤

桃仁15g 红花20g 当归25g 白术30g 枳壳10g 鹿茸10g 仙灵脾30g 补骨脂30g 菟丝子30g 枸杞子30g 全虫12g 蜈蚣2条 马钱子3g 地龙20g 䗪虫30g 杜仲30g 川乌10g 草乌10g 何首乌30g 生黄芪60g 甘草60g 血竭15g 穿山甲10g

【用法】每日1剂，加水1500ml，冷水浸泡30分钟，武火先煎10分钟，再文火煎煮20分钟，后取汁600ml，前后煎煮3次，将所得的药汁混匀，分3次口服水煎服。连服7天为1个疗程。

【功效】补益肝肾，活血化瘀止痛。

【适应证】**腰椎间盘突出症（肝肾亏虚型）。**

【疗效】治疗54例，共3个疗程。治愈19例，显效24例，有效9例，无效3例，总有效率96.0%。

【来源】刘金钟，等.腰痛灵汤治疗腰椎间盘突出症54例.现代中西医结合杂志，2011，20（36）：4685－4685

第八节 腰椎管狭窄症

腰椎管狭窄症是由于黄韧带肥厚增生、小关节增生内聚、椎间盘膨隆突出、骨性退变导致的腰椎中央管、神经根管或侧隐窝狭窄引起其中内容物——马尾、神经根受压而出现相应的神经功能障碍，主要表现为神经性间歇性跛行，以及臀部、大腿、小腿的无力和不适，在行走或后伸后加重，严重者可出现鞍区（会阴部）感觉异常和大小便功能异常。

本病的诊断要点主要包括：①多发于40岁以上中老年人，在被确诊之前，多有腰腿痛的表现。②症状主要以长期反复的腰腿痛和间歇性跛行为主。疼痛性质为酸痛或灼痛，有的可放射到大腿外侧或前方等处，多为双侧，可左、右腿交替出现症状。间歇性跛行是最具有特点的症状，行走数十米或百米即出现下肢酸胀、乏力、疼痛甚至麻木、步态失稳，难以继续行走。坐或下蹲休息后症状可缓解或消失，但继续行走后又可重复上述表现。③病情严重者，可引起马尾神经综合征，表现为会阴部麻木、刺痛，大小便功能和性功能障碍等，严重影响生活质量。④症状多，体征少，直腿抬高试验和加强试验多为不典型或为阴性，腰椎外观无明显畸形，腰椎前屈不受影响，过伸及侧屈位可诱发腰腿痛症状。⑤X线正侧位摄片显示椎管内直径变窄；CT及磁共振检查对定性定位诊断有重要意义。

临床上，本病分2种类型，一是先天性（发育性）腰椎管狭窄，系早期发育上不正常的结果，其腰椎椎管的前后径及左右径均比正常狭小，整个腰椎管呈均匀、一致的狭窄。二是后天性（继发性）腰椎管狭窄。多见于腰椎退行性改变或脊椎滑脱，或腰椎骨折、脱位后，或脊柱手术后或因其他原因所致腰椎椎管狭窄。也有不少患者原有先天性椎管狭窄的因素，再加上轻微的脊椎退行改变即可引起较明显的症状。

本病应与腰椎间盘突出症相鉴别，腰椎间盘突出症表现为持续性腰腿痛，棘突旁压痛，直腿抬高试验阳性，腰椎生理曲度变小等，而腰椎管狭窄症棘突无压痛，有典型的间歇性跛行特征，主诉与体征矛盾等。有时二者可同时出现。

本病属中医学"腰腿痛"的范畴。先天肾气不足、肾气虚衰，以及劳役伤肾为发病的内在因素。若反复遭受外伤，慢性劳损，以及风寒湿邪的侵袭为其发病的外在因素。其病理机制是肾虚不固，风寒湿邪阻络，气滞血瘀，营卫不得宣通，以致腰腿痹阻疼痛。

独活寄生汤合蜡疗

独活15g　桑寄生10g　杜仲15g　牛膝15g　细辛3g　秦艽10g
茯苓15g　肉桂10g　防风15g　川芎15g　甘草10g　当归15g　白芍10g　熟地黄10g　党参10g

【用法】日1剂，水煎2次取汁400ml分早晚2次口服，配合中药蜡疗（药用：川芎、羌活、乳香、没药、草乌、威灵仙、细辛、川乌、赤芍、桂枝、防风、独活、防己、花椒、松节、山奈、补骨脂、淫羊藿、透骨草、伸筋草等）外敷治疗3周。

【功效】祛风除湿，温经散寒，活血通络，除痹止痛。

【适应证】**腰椎管狭窄症（风寒痹阻型）**。症见：腰腿酸胀重着，时轻时重，偶有抽搐不舒，遇冷加重，遇热减轻，舌质淡，苔白滑，脉沉紧。

【疗效】治疗 32 例，治愈 9 例，显效 12 例，好转 6 例，无效 5 例，总体有效率 84.3%。

【来源】蔡利军，高叙军，万小明，等. 独活寄生汤内服联合中药蜡疗外敷治疗腰椎管狭窄症 32 例. 江西中医药，2012，43（3）：45 – 47

加味补阳还五汤

黄芪 30g　桑寄生 30g　党参 15g　当归 15g　赤芍 15g　牛膝 15g　杜仲 15g　川芎 9g　地龙 9g　独活 9g　桃仁 6g　红花 6g

【用法】水煎服，每天 2 次，每日 1 剂。7 剂为 1 个疗程，连续 4 个疗程。

【功效】补气活血，化瘀止痛。

【适应证】**腰椎管狭窄症（气虚血瘀型）**。症见：腰痛不能久坐，疼痛缠绵，下肢麻木，面色少华，精神萎靡不振，舌质紫暗，苔薄，脉弦紧。

【临证加减】腰腿痛甚者加制川草乌各 6g；下肢麻木甚者加全蝎 9g，乌梢蛇 9g；间歇性跛者黄芪加至 60g。

【疗效】治疗 80 例，治愈 48 例，显效 22 例，有转 7 例，无效 3 例，总有效率 96.3%。

【来源】张英杰，刘元梅. 补阳还五汤加味治疗退变性腰椎管狭窄症 80 例. 实用中医内科杂志，2008，22（7）：47

补肾活血汤

熟地黄 15g　杜仲 10g　枸杞子 10g　补骨脂 10g　当归 10g　没药 10g　山萸肉 15g　红花 10g　独活 10g　肉苁蓉 10g

【用法】每日 1 剂水煎服，日 2 次，1 个月为 1 个疗程。

【功效】补肾填精，调畅气血，通络剔邪。

【适应证】**腰椎管狭窄症（肾气亏虚型）**。症见：腰腿酸痛，腿膝无力，劳累后加重，卧床休息后减轻，形体消瘦，精神不振，气短，舌质淡，苔薄白，脉沉细。

【临证加减】疼痛明显者可加三七 3g（分吞）。

【疗效】治疗 46 例，治愈 26 例，好转 14 例，未愈 6 例，总有效率为

86.9%，明显优于口服芬必得对照组75%的有效率。

【来源】陈湛，严樟根.补肾活血汤治疗退变性腰椎椎管狭窄症46例.浙江中医学院学报，2005，29（5）：34

🪷 羌活胜湿汤加味

　　羌活10g　独活15g　防风20g　甘草10g　藁本10g　蔓荆子10g　炒泽泻20g　川芎10g　生姜片3片　炒杜仲20g　醋元胡15g　酒白芍15g

【用法】水煎服，每天2次，每日1剂。

【功效】祛风散寒，祛湿通络止痛。

【适应证】**腰椎管狭窄症（风寒痹阻型）**。症见：腰腿酸胀重着，时轻时重，偶有抽搐不舒，遇冷加重，遇热减轻，舌质淡，苔白滑，脉沉紧。

【临证加减】肾虚者加山茱萸，间歇性跛行加天麻。

【疗效】配合针灸治疗14例，治愈12例，显效1例，未愈1例，总有效率为92.9%。

【来源】刘国录，侯占英.羌活胜湿汤加味治疗腰椎管狭窄症14例.中国中医药现代远程教育，2010，8（2）：34

🪷 身痛逐瘀汤加减

　　当归9g　川芎9g　桃红9g　红花5g　制没药5g（后下）　羌活6g　秦艽9g　甘草3g　川牛膝9g　地龙9g　䗪虫5g　蜈蚣2条（研粉分吞）　五灵脂5g（包煎）

【用法】水煎，分早晚服，每服300ml，日1剂，10日为一疗程，1个疗程结束休息3天再进行下一疗程。

【功效】祛瘀通络，通痹止痛。

【适应证】**腰椎管狭窄症（气虚血瘀型）**。症见：腰痛不能久坐，疼痛缠绵，下肢麻木，面色少华，精神萎靡不振，舌质紫暗，苔薄，脉弦紧。

【临证加减】风寒湿滞加制川乌5g，薏苡仁30g，茯苓10g；湿热痰滞加防己9g，苍术9g，黄柏9g；肝肾不足加黄精30g，杜仲12g，补骨脂12g；下肢麻木加全蝎3g，乌梢蛇10g；病程日久，缠绵不愈，伴腰酸膝软，少气乏力去没药、五灵脂，加山茱萸15g，熟地15g，鹿角片10g。

【疗效】治疗 78 例, 治愈 17 例, 显效 33 例, 好转 21 例, 无效 7 例, 总有效率 91%。

【来源】叶优胜. 身痛逐瘀汤加减治疗腰椎管狭窄症 78 例. 实用中医药杂志, 2008, 24 (9): 576 – 577

❀ 通督活血汤

黄芪 15g　当归 10g　丹参 10g　赤芍 10g　泽兰叶 10g　杜仲 10g　狗脊 10g　苏木 10g　地龙 10g　葛根 10g　鹿角胶 15g

【用法】两煎共取液约 400ml, 分成 2 份。口服（温服）, 每天 2 次, 每日 1 剂。10 天为 1 个疗程。

【功效】补肾壮腰, 活血化瘀通络。

【适应证】**腰椎管狭窄症（肾气亏虚型）**。症见: 腰腿酸痛, 腿膝无力, 劳累后加重, 卧床休息后减轻, 形体消瘦, 精神不振, 气短, 舌质淡, 苔薄白, 脉沉细。

【疗效】治疗 105 例, 痊愈 54 例, 显效 25 例, 好转 20 例, 无效 6 例, 总有效率 94.7%。

【来源】舒谦, 李强, 李同生. 通督活血汤治疗腰椎管狭窄症 105 例体会. 中国中医骨伤科杂志, 2005, 13 (3): 26 – 27

❀ 通脉活血汤合药熨

黄芪 18g　丹参 18g　鹿角片 18g　泽兰叶 9g　赤芍 9g　当归 9g　杜仲 9g　地龙 9g　苏木 9g　狗脊 12g

【用法】二煎共取液约 400ml, 分成 2 份。口服（温服）, 每天 2 次, 每日 1 剂。

配合中药药熨: 药熨方由大黄、荆芥、防风、羌活、独活、伸筋草、姜黄、透骨草、葛根各 1.5 份及川乌、草乌、红花、木香、桂枝各 1 份组成, 将上述药物混合稍加打碎, 用前 0.5 ~ 1 小时用水浸泡备用。使用时将上述中药装入大小适宜的布袋内, 药物干湿以不滴药液为宜; 扎紧袋口, 放入家用式微波炉专用容器内, 用高火加热 15 分钟左右取出后即可熨烫患者腰骶部, 注意当烫包温度高时必须上下快速轻轻拍打, 等到温度适宜时则可将烫包压在腰骶部（俗称压包），当患者觉得不热而无舒适感时即可更换，每次用烫包2～3个，持续时间约40分钟，每日1次。8天为1个疗程，疗程之间体息2天，共治疗3～4个疗程。

【功效】补益肝肾，通督活血。

【适应证】**腰椎管狭窄症（肾气亏虚型）**。

【临证加减】下肢麻木者加木瓜12g；下肢疼痛较甚者酌加秦艽与元胡各12g

【疗效】治疗70例，痊愈12例，显效30例，有效22例，无效6例，总有效率91.43%。

【来源】覃惠，林桂权. 通脉活血汤结合烫熨治疗腰椎椎管狭窄症70例. 光明中医，2010，25（2）：242－243

🪷 腰痛汤

杜仲15g　熟地黄12g　黄芪30g　狗脊30g　独活15g　桑寄生15g　桃仁9g　红花9g　当归12g　怀牛膝15g　穿山甲3g　王不留行12g　䗪虫12g　地龙12g

【用法】两煎共取液约400ml，分成2份。口服（温服），每天2次，每日1剂。10天为1个疗程。

【功效】补益肝肾，活血化瘀，祛风寒湿。

【适应证】**腰椎管狭窄症（肝肾亏虚型）**。症见：腰腿酸痛，腿膝无力，劳累后加重，卧床休息后减轻，形体消瘦，面色苍白，气短乏力，舌质淡，苔薄白，脉沉细。

【临证加减】寒湿甚者，加附子、肉桂、白术；血瘀甚者，加乳香、没药；痰湿甚者，去熟地黄加薏苡仁、茯苓、白术；湿热甚者，加乳香、没药；痰湿甚者，去熟地黄，加薏苡仁；气虚甚者，加党参、白术、麦门冬；肝肾阴亏者，加枸杞子、黄精、桑椹。

【疗效】治疗62例，痊愈31例，显效18例，有效11例，无效2例，总有效率96.8%。

【来源】孙化斌，孙玉宝，郭晓玲. 腰痛汤配合活血膏治疗腰椎管狭窄症62例. 中国民间疗法，2009，17（2）：40－41

益肾活血汤

黄芪 30g　当归 20g　丹参 20g　赤芍 20g　泽兰 20g　杜仲 20g
狗脊 20g　苏木 20g　地龙 20g　葛根 20g　鹿角胶 30g

【用法】两煎共取液约 400ml，分成 2 份。口服（温服），每天 2 次，每日 1 剂。10 天为 1 个疗程。

【功效】活血化瘀，通络解肌，益肾填精。

【适应证】**腰椎管狭窄症（随证加减可用于各型）。**

【临证加减】气滞血瘀型：加青皮、陈皮、乳香、没药；风寒湿滞型：加附子、肉桂、川乌、薏仁、茯苓、白术；湿热痰滞型：加防己、牛膝、苍术、黄柏、麦冬；肝肾亏虚型：加黄精、补骨脂、党参、杜仲等。

【疗效】治疗 210 例，痊愈 108 例，显效 50 例，好转 40 例，无效 12 例，总有效率 94.0%。

【来源】朱靖有，梁帮军. 益肾活血汤治疗腰椎管狭窄症 210 例体会. 中国医药导报，2008，5（17）：90

壮骨通督汤

鹿角胶 18g（烊化）　桑寄生 18g　杜仲 15g　牛膝 15g　细辛 5g
肉桂 10g　人参 12g　丹参 18g　泽兰 10g　元胡 10g

【功效】活血通督，补肾益气，活络定痛。

【适应证】**腰椎管狭窄症（气虚血瘀型）。**症见：间歇性跛行，腰痛并伴大腿外侧或前方等处放射痛。病程缠绵，下肢麻木，面色少华，精神萎靡不振，舌质紫暗，苔薄，脉弦紧。

【用法】加水 500ml，浸泡 1 小时左右，先用武火前至沸腾，再用文火煎取浓缩液 300ml 左右，每日 1 剂，早晚各服 1 次，疗程 1～3 个月。

【临证加减】下肢痹顽萎废，麻木疼痛甚者酌加地龙、木瓜、五加皮；有舌苔白腻，脉濡缓，口渴不欲饮，怠倦困重，酌加苍术、茯苓、防己；兼有口渴欲饮，舌红少苔脉弦细，面色红赤，阴虚火炎，酌加炙黄柏，生地；疼痛甚者加乌药、三七；兼有游走窜痛，痛无定处，顽麻不仁者，酌加威灵仙、秦艽、羌活。

【疗效】治疗 32 例，优 24 例，良 5 例，可 2 例，差 1 例，总有效率 90.6%。

【来源】刘太红. 壮骨通督汤治疗腰椎管狭窄症的体会. 中国医药指南, 2012, 10 (26): 244

补肾通督壮腰汤

熟地 30g　鹿角霜 20g　骨碎补 15g　肉苁蓉 15g　仙灵脾 15g　制附子（先煎）10g　山萸肉 15g　鸡血藤 15g　杜仲 15g　丹参 15g　元胡 15g　枸杞 15g　肉桂（研冲）5g　蟅虫 10g　海马 20g　狗脊 15g

【用法】两煎共取液约 400ml, 分成 2 份。口服（温服）, 每天 2 次, 每日 1 剂。10 天为 1 个疗程, 共需 3 疗程。

【功效】补肾通督, 活络散瘀, 除湿止痛。

【适应证】**腰椎管狭窄症（风寒痹阻型）**。症见：腰腿酸胀重着, 时轻时重, 偶有抽搐不舒, 遇冷加重, 遇热减轻, 舌质淡, 苔白滑, 脉沉紧。

【疗效】治疗 25 例, 痊愈 13 例, 显效 7 例, 有效 3 例, 无效 2 例, 总有效率 92%。

【来源】吴平辉. 自拟补肾通督壮腰汤治疗腰椎管狭窄 25 例临床观察. 四川中医, 2007, 25 (10): 97

门氏活化汤

当归 15g　丹参 15g　鸡血藤 15g　穿山甲 3g　水蛭 3g　地龙 3 条红花 15g　桃仁 15g　黄芪　桂枝 15g　白芍 15g　木耳 15g　天麻 15g僵蚕 10g　全蝎 5g　甘草 5g

【用法】两煎共取液约 400ml, 分成 2 份。口服（温服）, 每天 2 次, 每日 1 剂。

【功效】行气活血, 化瘀定痛。

【适应证】**腰椎管狭窄症（气虚血瘀型）**。症见：腰痛不能久坐, 疼痛缠绵, 下肢麻木, 面色少华, 精神萎靡不振, 舌质紫暗, 苔薄, 脉弦紧。

【疗效】治疗 25 例, 痊愈 8 例, 显效 6 例, 好转 6 例, 无效 5 例, 总有效率 80.0%。

【来源】梁伯进. 门氏活化汤配合手法治疗腰椎管狭窄症 25 例疗效观察. 新中医, 2005, 37 (4): 35-36

第九节 骶尾痛

骶尾痛是指尾骨部、骶骨下部及其相邻肌肉或其他软组织的疼痛。骶尾痛不只是单纯性骶尾痛，它是骶骨下部、尾骨及其周围部位疼痛的综合征。女性发病率比男性高，男女之比约为1:5.3。

尾骨痛是由Simpson命名，致病原因很多，主要因素来自尾骨本身及尾骨周围软组织的渗出、水肿、机化、变性、痉挛等变化而引起疼痛。对女性来说，其尾骨较男性尾骨低，骶尾关节生理的向后突出较大，易于受伤或慢性劳损引起尾骨生理弧度改变而致痛。其次，尾骨周围有尾骨肌附着，前方有肛门括约肌和提肛肌附着，这些肌肉均是尾骨前方和侧方的牵拉要素。当有外伤或劳损时，附着在尾骨周围的肌肉发生失衡性挛缩缺血，波及周围韧带、筋膜而发生无菌性炎症，影响其间的血管神经，产生疼痛。

本病诊断要点：尾部疼痛呈持续性，可持续3个月甚至半年，久坐起立时痛甚、咳嗽、喷嚏、弯腰、大便时加重，部分患者有便秘、腹胀、会阴部坠胀、恶心烦躁感。体检时尾骶部压痛明显，骶棘肌紧张。尾椎有骨折和脱位时，X线能清楚显示；若无骨折及脱位，X线见尾椎平滑的生理弧线呈角状或凹陷。

中医传统医学将本病归属于"腰尻痛"。《素问·至真要大论》认为，"太阳在泉。寒复内舍，则腰尻痛"。《张氏医通》则认为"尻乃足少阴与督脉所过之处，隶属厥阴"。分析其病因，多为"寒水"、"湿病"、"肾虚"、"死血"之属。

❀ 尾骶汤合董氏奇穴针刺法

马鞭草10g 荔枝核10g 牛膝10g 香附8g 杜仲10g 小茴香6g 丹参10g 红花6g 元胡8g 赤芍10g 续断10g 炙甘草3g

【用法】水煎服，每天2次，每日1剂。

配合董氏奇穴针刺法：尾骶骨半脱位者服药前均予手法复位理筋，带1次性手套，外涂开塞露，以润滑之，中指塞入患者肛门与拇指一起提捏尾骨进行复位。所有病例均用毫针针刺正会穴及后会穴，进针得气后留针45分钟，每15分钟行气1次，日施术1次。

【功效】活血化瘀，通络行气，止痛续筋。

【适应证】**骶尾痛（血瘀痹阻型）**。症见：症见骶尾部疼痛不移，时轻时重，行走不便，动则痛甚，舌紫暗，脉弦涩。

【临证加减】便秘者加火麻仁、炙枳壳或制大黄；腹胀者加入小蝴碟；臀部麻木者加威灵仙、地龙；病久者加皂角刺。

【疗效】治疗骶尾痛22例，其中显效（骶尾痛消失）14例；有效（咳嗽或大便时无疼痛但有轻压痛）7例；无效（症状无改善）1例，总有效率95.4%。

【来源】袁学松，汪木英. 尾骶汤合董氏奇穴针刺法治疗原发性骶尾痛22例. 浙江中医学院学报，2001，25（5）：33

汪氏熏洗方

伸筋草　透骨草　五加皮　海桐皮各15g　秦艽　三棱　莪术各12g　牛膝　木瓜　红花　苏木　威灵仙　刘寄奴各10g

【用法】上述诸药加水500ml煮沸，煎30分钟后，熏蒸骶尾部，等水温下降至手能耐受，用毛巾浸药液外敷于骶尾部3～5次，手法中药熏洗2次/天；10天为1个疗程。

【功效】行气活血，消肿止痛。

【适应证】**骶尾痛（血瘀痹阻型）**。

【疗效】治疗骶尾痛180例，其中显效152例；有效28例，总有效率100%。

【来源】汪永夫，郭伟. 骶尾痛的中医方法治疗体会. 现代康复，2001，5（22）：133

梁氏活血方

黄芪25g　生地黄12g　丹参12g　威灵仙12g　杜仲12g　骨碎补

12g 枳壳 12g 郁金 12g 泽泻 15g 白芍 12g 续断 12g 牡丹皮 12g
甘草 6g

【用法】水煎服，每天 2 次，每日 1 剂。

【功效】活血止痛，壮骨通络。

【适应证】**骶尾痛（血瘀痹阻型）**。症见：骶尾部疼痛不移，时轻时重，行走不便，动则痛甚，舌紫暗，脉弦涩。

【疗效】治疗骶尾痛 56 例，其中显效 45 例；有效 10 例，差 1 例；总有效率 98.21%。

【来源】梁敬原，罗伟民，李钊．尾椎骨错缝 56 例诊治体会．河南中医，2006，26（9）：51

紫金酒

血竭 100g 红花 100g 樟脑 50g 良姜 200g 荜茇 250g 细辛 100g 白芥子 100g 冰片 50g 生地 100g 生乳香 50g 生没药 50g 鹅不食草 150g

【制法】诸药混匀，入 5000ml、50°以上白酒中浸泡 10 天后备用。

【用法】取与压痛范围大小相同的纱块，用紫金酒浸透后贴敷于尾骨部，纱块四周用衣服敷盖。用红外线灯对准纱块照射治疗，每日 1 次，每次 30 分钟，10 次 1 个疗程。

【功效】活血止痛，壮骨通络。

【适应证】**骶尾痛（血瘀痹阻型）**。症见：骶尾部疼痛不移，时轻时重，行走不便，动则痛甚，舌紫暗，脉弦涩。

【疗效】治疗骶尾痛 56 例，其中痊愈 24 例，好转 9 例，无效 2 例，总有效率 94.3%。其中有 15 例痊愈患者经半年以上随访，均无复发。

【来源】彭锐，王希，方苏亭．紫金酒配合红外线照射治疗尾骨痛症 35 例报告．中医正骨，2000，12（16）：18

第十节　强直性脊柱炎

强直性脊柱炎是一种原因不明的全身性慢性疾病，病变主要累及骶髂关节、脊柱，引起强直和纤维化，并有不同程度的眼、肺、心血管、肾等多个器官的病变。本病好发于青壮年，有明显的家庭聚集性，一般认为发病与遗传因素和环境因素有关。

本病诊断要点：脊柱痛；正常呼吸时胸痛或颈活动时疼痛或僵硬；昼或夜间双臀痛；晨僵≥30 分钟；因疼痛僵硬而影响睡眠；外周关节炎；实验室检查：血沉≥30mm/h；C 反应蛋白≥20mg/L；血清 IgA≥3.9g/L；X 线检查：早期骶髂关节炎。晚期脊柱强直，呈"竹节样病"。发病多从骶髂关节开始，逐步上行性蔓延至脊柱关节，造成骨性强直。病损以躯干关节为主，次可波及髋关节，很少波及四肢小关节。

中医医学将本病归属于"骨痹"、"肾痹"等范畴，称之为"龟背风"，目前多统称为"脊痹"。《灵枢·百病始生》篇曰："风雨寒热，不得虚，邪不能独伤人。卒然逢疾风暴雨而不病者，盖无虚，故邪不能独伤人。此必因虚邪之风，与其身形，两虚相得，乃客其形。"故正气不足及邪气偏盛是强直性脊柱炎发病的两个条件，而正邪斗争的胜负，决定其发病与否。《难经·二十九难》云督脉"循背而行于身后，为阳脉之总督"，一般认为是在先天肾虚的基础上，感受寒湿之邪，使气血不通，筋脉凝滞，督脉失荣，从而发为本病。

❀ 加减木防己汤合手法

　　木防己 15g　滑石 20g　石膏 20g　薏苡仁 20g　黄柏 12g　山栀子 12g　丹参 10g　玄参 10g　桂枝 9g　生甘草 9g

【用法】水煎服，每天 2 次，每日 1 剂，1 个月为 1 个疗程。服药期间避免受凉、饮酒、过食肥甘，注意休息。

配合手法按摩：患者俯卧于治疗床上，先用摩法、按法、点穴法使患部放松；再用掌根着力于脊柱两侧僵硬的骶脊肌上用力深揉，尽量将肌肉推动。接着将左掌根叠于右拇指上帮助用力，右拇指压于肌间隙并从下向上沿肌纤维推动，途中拇指可左右拨动，以松解肌肉筋膜粘连，最后以擦法、拍击法结束手法治疗。隔月治疗1次，1个月为1个疗程。

【功效】凉血解毒，清利湿热。

【适应证】强直性脊柱炎活动期（湿热痰瘀互结型）。症见：腰背部疼痛，夜间痛醒。关节变形，可有肿胀。舌淡紫或有瘀点，苔白腻或黄腻，脉濡或滑。

【临证加减】如舌红苔黄、脉数、血沉加快等热象明显者，加赤芍、生地、紫草；湿重四肢困重不舒者，加菖蒲、藿香；颈强不舒加葛根、藁本；胸闷加柴胡、郁金等配合。

【疗效】治疗强直性脊柱炎76例，其中优（功能正常，能从事工作，无障碍）18例；良（能满足正常工作，但有一个或几个关节感不适或功能障碍）46例；可（仅能部分生活自理，多个关节活动障碍）10例；差（大部分或全部功能障碍，床上或轮椅上生活）2例，总有效率97.36%。

【来源】潘中恒，钱万永，张玄武，等．中药配合手法治疗强制性脊柱炎76例．中医正骨，2001，13（3）：25

加减独活寄生汤

独活15g　桑寄生15g　杜仲15g　五加皮12g　归身10g　川芎12g　防风10g　细辛6g　茯苓10g　炙甘草6g

【用法】水煎服，每天2次，每日1剂，1个月为1个疗程。服药期间避免受凉、饮酒、过食肥甘，注意休息。

【功效】补肾强筋，祛寒除湿。

【适应证】强直性脊柱炎稳定期（肾亏寒凝、痰湿夹杂型）。症见：腰背部冷痛，腰膝酸软，头晕，耳鸣，记忆力下降，舌淡，苔薄白，脉沉紧。

【临证加减】如畏寒肢冷，双腿冷痛者加肉桂、淫羊藿；腰背寒湿凝滞，强硬不舒加白芥子、胆南星；肝血虚筋脉挛急者加木瓜、白芍。另因痰湿凝滞多兼气滞，故方中酌加补气药以助祛寒除湿。

【疗效】治疗强直性脊柱炎76例，其中优（功能正常，能从事工作，无障碍）18例；良（能满足正常工作，但有一个或几个关节感不适或功能障碍）46 例；可（仅能部分生活自理，多个关节活动障碍）10 例；差（大部分或全部功能障碍，床上或轮椅上生活）2 例，总有效率 97.36%。

【来源】潘中恒，钱万永，张玄武，等．中药配合手法治疗强直性脊柱炎 76 例．中医正骨，2001，13（3）：25

❀ 朱氏扶正蠲痹方

蒲公英　白花蛇舌草　山药　金荞麦　鸡血藤　威灵仙各 30g　青蒿　银柴胡　乌梢蛇　炙蜂房　䗪虫　徐长卿　广地龙　炙僵蚕　虎杖各 10g　甘草 6g

【用法】水煎服，每天 2 次，每日 1 剂，1 个月为 1 个疗程。服药期间避免受凉、饮酒、过食肥甘，注意休息。

【功效】凉血解毒，清利湿热。

【适应证】**强直性脊柱炎前期（湿热郁阻型）**。症见：腰背部疼痛，非对称性大关节红肿热痛，眼炎，咽痛，纳差，便溏。舌淡红，苔薄黄或黄腻，脉濡数。

【临证加减】如低热缠绵已解，体重增加，两膝肿痛减，上方去白花蛇舌草、山药、青蒿、银柴胡，加全当归、生地、熟地、北沙参、补骨脂、杜仲各 10g。

【来源】邱志济，朱建平，马璇卿．朱良春治疗强直性脊柱炎用药特色选析．辽宁中医杂志，2001，11（28）：656

❀ 朱氏益肾蠲痹方

穿山龙 50g　生黄芪　鸡血藤　威灵仙各 30g　鹿角霜　制元胡各 20g　淫羊藿　熟地黄各 15g　仙茅　乌梢蛇　肉苁蓉　补骨脂各 10g

【用法】水煎服，每天 2 次，每日 1 剂，1 个月为 1 个疗程。服药期间避免受凉、饮酒、过食肥甘，注意休息。

【功效】益肾壮督，蠲痹通络。

【适应证】**强直性脊柱炎前期（肾督亏损型）**。症见：腰背部疼痛，腰膝酸软，头晕，耳鸣，记忆力下降，舌淡，苔薄白，脉沉。

【来源】邱志济，朱建平，马璇卿．朱良春治疗强直性脊柱炎用药特色选析．辽宁

中医杂志，2001，11（28）：656

朱氏益肾壮督方

穿山龙 50g　青风藤　仙鹤草　葎草　威灵仙　鸡血藤各 30g　青
蒿子　生熟地各 15g　乌梢蛇　炙蜂房　䗪虫　广地龙　炙僵蚕　全
当归各 10g　炙甘草 6g

【用法】水煎服，每天 2 次，每日 1 剂，3 个月为 1 个疗程。服药期间避
免受凉、饮酒、过食肥甘，注意休息。

【功效】益肾壮督，蠲痹通络。

【适应证】**强直性脊柱炎后期（肾督亏损骨痹型）**。症见：腰背部疼痛，
腰膝酸软，头晕，耳鸣，记忆力下降，舌淡，苔薄白，脉沉。

【来源】邱志济，朱建平，马璇卿．朱良春治疗强直性脊柱炎用药特色选析．辽宁
中医杂志，2001，11（28）：656

舒督饮

鹿角霜　杜仲　川牛膝　葛根　赤芍　白芍　制南星各 15g　川
芎 12g　川续断　白芥子　红花各 10g　水蛭 6g　蜈蚣 2 条

【用法】水煎服，每天 2 次，每日 1 剂，1 个月为 1 个疗程。服药期间避
免受凉、饮酒、过食肥甘，注意休息。

【功效】督脉瘀滞，痰瘀阻滞。

【适应证】**强直性脊柱炎（痰瘀互结型）**。症见：腰背部疼痛，夜间痛
醒，关节变形，舌淡紫或有瘀点，苔白腻或黄腻，脉濡或滑。

【疗效】治疗强直性脊柱炎 40 例，其中优 17 例，良 10 例，可 11 例，差
2 例，总有效率 95%。

【来源】管健，张梅红．中药舒督饮治疗强直性脊柱炎 80 例临床分析．山东医药，
2008，48（40）：103

强肾活血通痹汤合外蒸

强肾活血通痹汤：当归 15g　川芎 12g　狗脊 15g　牛膝 15g　续
断 15g　桑寄生 15g　威灵仙 15g　元胡 15g　穿山甲 6g　白花蛇 15g

甘草3g

周氏熏洗方：威灵仙40g　淫羊藿15g　艾叶15g　当归30g　川芎30g　红花20g　羌活20g　独活20g　细辛20g　透骨草20g　伸筋草20g　川椒20g　徐长卿20g　防风20g

【用法】水煎服，每天2次，每日1剂，1个月为1个疗程。在中药治疗仪开机前将预先配制好的上述药物用冷水浸泡20分钟后倒入药箱内，煎药沸腾20分钟后开始使用，此时产生含药蒸汽使治疗舱内温度达38℃，按患者的个体差异及耐受能力设定时间及温度，一般温度在37℃~41℃之间，每次治疗20分钟左右，每日1次。每疗程20天，各治疗3个疗程，1个疗程结束可休息10天后继续治疗。服药期间避免受凉、饮酒、过食肥甘，注意休息。

【功效】强肾壮督，活血化瘀，宣痹通络。

【适应证】**强直性脊柱炎（肾督夹瘀型）**。症见：腰背部疼痛，腰膝酸软，头晕，耳鸣，记忆力下降，舌淡紫或有瘀点，苔薄白，脉沉涩。

【疗效】治疗强直性脊柱炎38例，其中优17例；良19例；差2例，总有效率94.21%。

【来源】周美玲．中药内服配合外蒸治疗强直性脊柱炎38例．中国临床医生，2010，38（7）：53

张氏熏洗方

露蜂房30g　元胡30g　透骨草60g　炒牛蒡子30g　莪术30g　鸡血藤40g　川芎20g　独活40g　狗脊30g　杜仲30g　天南星20g　制乳香　没药各20g　秦艽30g　威灵仙20g　郁金25g　徐长卿60g　秦皮30g　牡丹皮30g　穿山龙80g

【用法】上药加水浸泡后放入大号煎药机中，煎煮90分钟后，将药液倒入熏蒸器的蒸汽容器内，电热加热后产生蒸汽，经过汽化的药液在压力作用下向患者肌肤进行喷射。患者舱内35℃时入内平躺，盖上舱盖，调节患者于舒适体位，控制舱内温度于45℃~50℃，保持20~30分钟。每日1剂，15次为1个疗程。熏蒸期间暂不停止口服药物。

【功效】活血宣痹通络。

【适应证】**强直性脊柱炎（瘀血阻滞型）**。症见：腰背部刺痛，夜间痛醒。关节变形。舌淡紫或有瘀点，苔白，脉弦涩。

【疗效】治疗强直性脊柱炎 37 例，其中优 8 例；良 10 例；可 16，；差 3
例，总有效率 91.89%。

【来源】张海波. 中药熏蒸疗法治疗强直性脊柱炎 37 例疗效观察. 长春中医药大学
学报，2010，26（6）：896

温经蠲痹汤合理疗

当归 10g　熟地 15g　仙灵脾 15g　川桂枝 10g　乌梢蛇 10g　鹿衔
草 30g　制川乌 10g　甘草 5g

【功效】温补肾阳，滋补肝肾，益气补血。

【适应证】**强直性脊柱炎（肾督空虚型）**。症见：腰背部疼痛，腰膝酸
软，头晕，耳鸣，记忆力下降，舌淡，苔薄白，脉沉。

【用法】水煎服，每天 2 次，每日 1 剂，1 个月为 1 个疗程。服药期间避
免受凉、饮酒、过食肥甘，注意休息。

物理疗法：低频调制中频电疗以止痛消肿，每个疗程 30 天，小剂量牵引
颈、腰椎及下肢关节以改善关节活动度，每疗程 30 天，药物和理疗各治疗 3
个疗程，疗程间休息 1 周后继续治疗。

【临证加减】风胜者加寻骨风、钻地风；湿胜者加苍术、白术、薏苡仁；
关节肿胀明显者加白芥子、穿山甲、蜣螂；痛剧加炙全蝎、炙蜈蚣；体虚者
仙灵脾加为 20～30g，炙蜂房 10g。

【疗效】治疗强直性脊柱炎 90 例，显效 58 例，好转 26 例，无效 6 例，
总效率 93.3%。

【来源】孟庆良，郑福增，黄俊卿. 中药温经蠲痹汤配合物理疗法治疗强直性脊柱
炎临床观察. 中医正骨，2006，18（8）：16

腰痛汤合理疗

黄芪 30g　桂枝 20g　白芍 30g　牛膝 20g　薏苡仁 30g　独活 20g
桑寄生 30g　水蛭 20g　地龙 15g　䗪虫 16g　元胡 15g　焦三仙各 15g
川乌 3g　草乌 3g　全虫 3.0g　炙甘草 6.0g

【用法】水煎服，每天 2 次，每日 1 剂。服药期间避免受凉、饮酒、过食
肥甘，注意休息。

物理疗法：中频电疗可以止痛和消肿，1 个月 1 疗程。牵引：对患者进行颈腰椎牵引起下肢关节伸屈，要注意拉伸度和小剂量。每个疗程 1 个月，药物和理疗各做 3 个疗程，疗程间休息 1 周后再进行治疗，稍微间隔，但不间断。

【功效】温补肾阳，滋补肝肾，益气补血。

【适应证】**强直性脊柱炎（肾督空虚，瘀血内阻型）**。症见：腰背部疼痛，腰膝酸软，头晕，耳鸣，记忆力下降，舌淡紫或有瘀点，苔薄白，脉弦。

【临证加减】风胜者加寻骨风、钻地风；湿胜者加苍术、白术、薏苡仁；关节肿胀明显者加白芥子、穿山甲；痛剧加炙全蝎、炙蜈蚣；体虚者加仙灵脾。

【疗效】治疗强直性脊柱炎 46 例，治疗 2 个疗程后，结果临床治愈 14 例（16%），显效 58 例（48.4%），有效 26 例（28.9%），无效 6 例（6.7%），总有效率 93.3%。11 例复发，占 11.83%，复发者多以劳累、寒湿为诱因。

【来源】罗雪平. 中药腰痛汤配合物理疗法治疗强直性脊柱炎 46 例. 中国医药指南，2012，10（11）：308

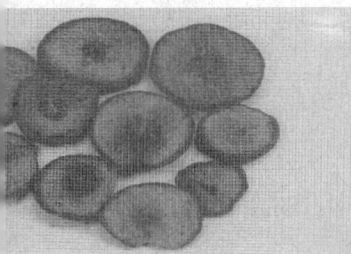

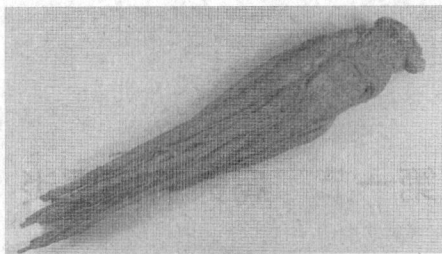

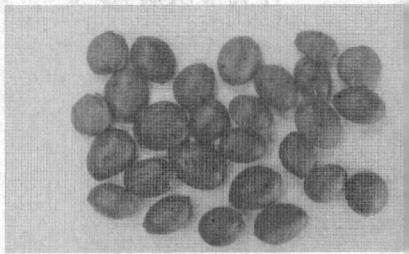

第二章

四肢骨关节病

四肢骨关节病又称骨关节炎、增生性关节炎、老年性关节炎、退化性关节炎、肥大性关节炎等，是一种慢性关节疾病，其主要改变是关节软骨退行性病及继发性骨质增生。根据发病因素分为原发性骨关节病和继发性骨关节病。在我国，以继发性骨关节病较多见，原发性骨关节炎较少见。凡正常的关节无明显原因而逐渐发生退行性变，称为原发性骨关节病；若因某种已知原因导致软骨破坏或关节结构改变，日后因关节面磨擦或压力不平衡等因素而造成退行性变者称为继发性骨关节病。

第一节　肩关节周围炎

肩关节周围炎简称肩周炎，是肩关节周围肌肉、韧带、肌腱、滑囊、关节囊等软组织损伤、退变而引起的关节囊和关节周围软组织的一种慢性无菌性炎症。本病多发于 40 岁以上，女性发病率略高于男性，且多见于体力劳动者。由于 50 岁左右的人易患此病，所以本病又称为五十肩。中医学称之为"漏肩风"、"冻结肩"等。

本病的诊断要点主要包括：①肩部疼痛：起初时肩部呈阵发性疼痛，多数为慢性发作，以后疼痛逐渐加剧或钝痛，或刀割样痛，且呈持续性，肩痛昼轻夜重为本病一大特点；②肩关节活动受限，各方向活动均可受限，以外展、上举、内外旋更为明显，特别是梳头、穿衣、洗脸、叉腰等动作均难以完成；③肩部怕冷，不敢吹风，且有明显压痛点，压痛点多在肱二头肌长头腱沟、肩峰下滑囊、喙突、冈上肌附着点等处；④肌肉痉挛与萎缩：三角肌、冈上肌等肩周围肌肉早期可出现痉挛，晚期可发生废用性肌萎缩。⑤X 线平片可见到肩部骨质疏松，或冈上肌腱、肩峰下滑囊钙化征。⑥肩关节造影检查可见关节囊缩小、破裂或肩胛下滑液囊破裂等。

中医学认为肩关节周围炎患者年逾五旬，精气渐衰，肝肾精血不足，经脉空虚，筋骨失养，复因过度劳累，风寒湿邪乘虚侵袭肩部，阻滞经脉，痹阻不通，遂致肩部气血运行不畅，气滞血凝不通则痛。

肩关节周围炎的治疗，西药以口服非甾体消炎镇痛药为主：西乐葆、莫比可、扶他林等，除注意预防保健，加强功能锻炼，以及按摩、推拿、针灸、理疗、小针刀、封闭治疗等，还可配合方药治疗。

🪷 舒筋解凝汤合手法

　　黄芪30g　桂枝15g　白芍15g　威灵仙15g　当归15g　细辛3g
桑枝15g　独活12g　羌活12g　秦艽15g　防风10g　炙甘草10g
【用法】用清水浸泡20分钟武火煮沸文火煎10分钟左右，水煎2次取

600ml，分 2 次温服。治疗期间忌生冷，油腻，患部注意休息。配合肩部理疗效果更佳，20 天为 1 个疗程。

肩部理筋手法：患者端坐位，术者先用滚法、揉法、拿捏法作用于肩前、肩后和肩外侧，用拇食中三指对握三角肌束，作垂直于肌纤维行走方向的拨法，再拨动端点附近的冈上肌、胸肌以充分放松肌肉，然后术者一手握住肩部，一手握患手作牵拉、抖动和旋转活动，最后帮助患肢作外展、内收、前屈后伸等动作，解除肌肉粘连，帮助功能活动恢复，隔日治疗 1 次，10 次 1 个疗程。

【功效】祛风散寒，除湿通络。

【适应证】**肩关节周围炎（风寒湿型）**。症见：肩部窜痛，遇风寒痛重，得温热痛缓，畏风恶寒，或肩部有沉重感。舌苔薄白或白腻，脉弦滑或弦紧。

【疗效】治疗 84 例，痊愈 28 例，显效 25 例，有效 25 例，无效 6 例，总体有效率 92.86%。

【来源】程世忠. 肩部理筋配合自拟舒筋解凝汤治疗肩关节周围炎 168 例. 按摩与康复医学，2012，3（17）：56

独活寄生汤

独活 9g 桑寄生 6g 杜仲 6g 牛膝 6g 细辛 6g 秦艽 6g 茯苓 6g 桂心 6g 防风 6g 川芎 6g 甘草 6g 当归 6g 干地黄 6g 党参 30g

【功效】祛风散寒，除湿通络。

【适应证】**肩关节周围炎（风寒湿型）**。症见：肩部窜痛，遇风寒痛重，得温热痛缓，畏风恶寒，或肩部有沉重感。舌苔薄白或白腻，脉弦滑或弦紧。

【用法】日 1 剂，水煎 2 次取汁 400ml 分早晚 2 次口服。14 天为 1 个疗程。

【临证加减】痹证疼痛较剧者酌加制川乌、制草乌；寒邪偏盛者酌加附子、干姜；湿邪偏盛者去地黄酌加防己、薏苡仁、苍术；正虚不重者减地黄、党参。

【疗效】治疗 120 例，治愈 72 例，好转 18 例，显效 24 例，无效 6 例，总有效率 95%。

【来源】姜颂军. 独活寄生汤加减治疗肩关节周围炎 120 例. 现代中西医结合杂志，

2008，17（10）：1485

益气复原汤

黄芪50g　当归15g　白芍18g　川芎15g　桂枝10g　片姜黄15g　羌活12g　桑枝20g　穿山甲9g　乳香10g　没药10g　甘草9g

【用法】水煎服，日1剂，头煎30分钟取汁200ml，再煎20分钟取汁200ml，两煎混合早晚各1次口服，药渣装布袋，放置患处热敷30分钟（药渣凉时可蒸热或用微波炉加热），边敷边活动患肩。10天为1个疗程。

【功效】调气血，补肝肾，兼以祛寒止痛。

【适应证】**肩关节周围炎（虚损型）**。症见：肩部酸痛，劳累后加重，可伴有头晕目眩，少气懒言，四肢乏力，心悸失眠等。舌质淡或暗红，苔白或少苔、无苔，脉弦细或沉细弱。

【临证加减】寒偏盛加制川乌9g，细辛3g；湿盛加防己15g，薏苡仁30g；瘀血者加丹参25g，红花10g。

【疗效】治疗82例，治愈58例，显效21例，无效3例，总有效率为96.3%。

【来源】洪秀梅．自拟益气复原汤治疗肩周炎82例．内蒙古中医药，2010，29（22）：12

艾灸合当归鸡血藤汤

当归15g　鸡血藤15g　黄芪30g　熟地15g　白芍15g　丹参15g　元胡10g　甘草6g

【用法】日1剂，水煎2次取汁400ml分早晚2次口服。配合艾灸疗法以补益气血，温经通络，缓急止痛更佳，7天为1个疗程，一次3个疗程。

艾灸处方：患肩阿是穴，傍两针和双侧足三里，阳陵泉。方法：阿是穴、足三里、阳陵泉用1.5寸毫针，针刺深度15~25mm，用捻转补法顺时针捻，用力轻，幅度小，阿是穴得气后，傍针距正中30~50mm处各斜刺1针，针向痛处，深度与直刺正中针相同。以上各穴位针刺完成后用艾条温和灸至局部红晕。时间与疗程：艾灸15~20分钟/次，1次/天，7天为1个疗程。

【功效】调气血，补肝肾。

【适应证】**肩关节周围炎（虚损型）**。症见：肩部酸痛，劳累后加重，可伴有头晕目眩，少气懒言，四肢乏力，心悸失眠等。舌质淡或暗红，苔白或少苔、无苔，脉弦细或沉细弱。

【疗效】治疗30例，治疗3个疗程。治愈15例，好转13例，无效2例，总有效率为93.3%。优于单纯物理治疗对照组的70%。

【来源】赵忠辉，等．艾灸合当归鸡血藤汤加减治疗肩关节周围炎30例．中医药导报，2011，17（8）：64－65

🪷 补阳还五汤

黄芪30g　当归10g　赤芍10g　地龙10g　川芎10g　桃仁10g
红花10g

【用法】水煎服，日1剂，头煎30分钟取汁200ml，再煎20分钟取汁200ml，两煎混合早晚各1次口服，疼痛缓解后即配合功能锻炼，如摇肩、抬肩、伸臂、晨操等，以促进肩关节功能恢复，治疗约10～50天。

【功效】益气活血，化瘀通络止痛。

【适应证】**肩关节周围炎（气滞血瘀型）**。症见：肩部针刺样疼痛、拒按，夜间痛甚。舌紫暗或瘀斑，脉弦或细涩。

【临证加减】头重痛加羌活、石菖蒲；遇冷痛甚加制附子、桂枝；颈项痛加葛根；纳差加白术、砂仁；上肢麻木加威灵仙、制苍耳子；痛剧加元胡。

【疗效】治疗56例，治愈43例，显效8例，好转3例，无效2例，总有效率96.4%。

【来源】杨孟林，华刚，管爱芬．补阳还五汤治疗肩关节周围炎56例．河北中医，2006，28（4）：278

🪷 当归四逆汤

当归12g　桂枝12g　白芍15g　细辛3g　甘草9g　木通6g　大枣10g

【用法】水煎服，日1剂，头煎30分钟取汁200ml，再煎20分钟取汁200ml，两煎混合早晚各1次口服，10天为1个疗程。

【功效】温经散寒，养血通脉。

【适应证】**肩关节周围炎（气血虚损兼见寒邪引起者）**。症见：肩部酸痛，劳累后加重，遇风寒痛重，得温热痛缓，畏风恶寒可伴有头晕目眩，少气懒言，四肢乏力，心悸失眠等。舌质淡或暗红，苔白或少苔、无苔，脉弦细或沉细弱。

【临证加减】伴气短乏力，三角肌萎缩的，加黄芪30g，山药20g，鸡血藤30g，增加益气健脾，养血通络的作用；以疼痛较重为主，入夜尤甚，影响睡眠的，加夜交藤30g，姜黄15g，桂枝用至20g，乳香、没药各10g，当归用至30g，红花10g，芍药用至30g，地龙30g，增强养血活血，温经散寒，通络止痛的作用。

【疗效】治疗52例，痊愈19例，好转31例，无效2例，总有效率96.2%。

【来源】张树和. 当归四逆汤加味治疗肩关节周围炎疗效观察. 北京中医药，2009，28（5）：366－367

黄芪桂枝五物汤

黄芪30g　白芍15g　桂枝12g　生姜10g　大枣7枚

【用法】水煎服，日1剂，头煎30分钟取汁200ml，再煎20分钟取汁200ml，两煎混合早晚各1次口服，15天为1个疗程，约1~4个疗程。

【功效】益气和营，疏风散寒。

【适应证】肩关节周围炎。

【临证加减】风胜者加羌活、防风、海风藤、桑枝；寒胜者去黄芪加制川乌、羌活、北细辛、麻黄、全蝎；湿胜者加薏苡仁、海桐皮；瘀血阻络者去黄芪加当归、川芎、乳香、没药、䗪虫、鸡血藤、红花；气血亏虚者加当归、川芎、熟地黄、秦艽、片姜黄。

【疗效】治疗60例，痊愈45例，有效10例，好转5例，总有效率100%。

【来源】商国强，涂东明. 黄芪桂枝五物汤加减治疗肩关节周围炎60例. 河南中医，2006，26（4）：17－17

肩痹汤合穴位注射

黄芪18g　威灵仙10g　当归10g　赤芍10g　海桐皮18g　羌活10g　防风10g　片姜黄18g　甘草6g　豨莶草20g　生姜5片　大枣4枚

【用法】水煎服，日1剂，头煎30分钟取汁200ml，再煎20分钟取汁

200ml，两煎混合早晚各 1 次口服，20 天为 1 个疗程。

穴位注射：将 20% 的当归注射液注射针头于痛点刺入，找到针感，每穴注入药液 0.5～1ml，3～4 穴/次，隔日 1 次，10 次 1 个疗程。

【功效】疏风散寒，祛湿通络止痛。

【适应证】**肩关节周围炎（风寒湿型）**。症见：肩部窜痛，遇风寒痛重，得温热痛缓，畏风恶寒，或肩部有沉重感。舌苔薄白或白腻，脉弦滑或弦紧。

【临证加减】项背强痛，加秦艽 10g，葛根 15g；寒湿偏盛，肢指冰冷或肿痛，加附子 9g，桂枝 9g，薏苡仁 10g，防己 9g。

【疗效】治疗 42 例，痊愈 30 例，好转 10 例，无效 2 例，总有效率 95.24%。

【来源】雷刚，王恒. 肩痹汤配合穴位注射治疗肩关节周围炎 42 例疗效观察. 中国社区医师：医学专业，2012，14（29）：179

二仙汤加味合针灸

仙茅 12g 仙灵脾 12g 当归 20g 巴戟天 12g 知母 10g 盐黄柏 15g 片姜黄 12g 桂枝 12g 川芎 15g 羌活 15g 桑寄生 15g

【用法】每日 1 剂，水煎服，每天早晚各 1 次，每次口服 200ml。连服 7 剂为 1 个疗程。

配合针灸疗法，穴位近取肩髃、臂臑、肩贞、肩前，简称肩四针，远取曲池、外关。一共 3 个疗程。

【功效】济肾扶阳，祛风湿，活血通络。

【适应证】**肩关节周围炎（肾气虚损兼见风寒湿邪者）**。症见：肩部酸痛，劳累后加重，遇风寒痛重，得温热痛缓，畏风恶寒。可伴有头晕目眩，少气懒言，四肢乏力，心悸失眠等。舌质淡或暗红，苔白或少苔、无苔，脉弦细或沉细弱。

【临证加减】病程较长加地龙 15g，山甲珠 10g。

【疗效】治疗 35 例，痊愈 29 例，有效 5 例，无效 1 例，总有效率 97.2%。

【来源】李向振，王海英. 二仙汤加味配合针灸治疗肩关节周围炎 35 例. 内蒙古中医药，2003，22（4）：44

肩舒汤

桂枝 12g　羌活 10g　防风 10g　当归 15g　白芍 15g　川芎 10g
桑枝 20g　葛根 15g　甘草 10g

【用法】水煎服，每天 2 次，每日 1 剂。服药期间在医生指导下加强患病肩关节主动功能锻炼，10 天为 1 个疗程。

【功效】祛风散寒，养血通络。

【适应证】肩关节周围炎。

【临证加减】风寒湿型加细辛 6g，苍术 12g，独活 12g；瘀血阻滞型加桃仁 10g，红花 10g；气血亏虚型加黄芪 30g，党参 15g，熟地 18g；疼痛较甚者加乳香 10g，没药 10g。

【疗效】治疗 115 例，痊愈 50 例，好转 45 例，未愈 20 例，总有效率 82.61%。

【来源】刘渝松，等. 肩舒汤治疗肩关节周围炎 115 例观察. 实用中医药杂志，2008，24（7）：422－423

蠲痹汤加味

羌活 10g　姜黄 10g　赤芍 10g　防风 10g　麻黄 6g　生黄芪 15g
当归 12g　炙甘草 5g　乳香 6g　没药 6g　鹿角胶 10g　桑枝 15g　生姜
5g　大枣 10g

【用法】水煎服，日 1 剂，头煎 30 分钟取汁 200ml，再煎 20 分钟取汁 200ml，两煎混合早晚各 1 次口服，15 天为 1 个疗程。

【功效】补益肝肾，益气祛风，活血通络。

【适应证】肩关节周围炎。

【疗效】治疗 50 例，痊愈 38 例，显效 7 例，有效 3 例，无效 2 例，总有效率 96%。

【来源】顾良贤. 蠲痹汤加味治疗肩关节周围炎 98 例. 中国中医药科技，2012，19（1）：82－83

宽筋汤

羌活 10g　防风 10g　桂枝 10g　当归 15g　续断 15g　白芍 20g

甘草30g

【用法】水煎服，每天2次，每日1剂。配合小针刀治疗效果更佳。

【功效】祛风胜湿，补肝益肾，行气化瘀止痛。

【适应证】**肩关节周围炎。**

【临证加减】气血虚者加党参30g，黄芪30g，鸡血藤25g；阳虚者加附片6g，鹿角霜9g；寒湿偏重加羌黄9g，威灵仙10g。

【疗效】治疗76例，痊愈63例，显效11例，无效2例，总有效率97.4%。

【来源】简永平，赖五娘.宽筋汤联合小针刀治疗肩关节周围炎76例报告.福建医药杂志，2006，28（3）：173

❀ 八珍汤加味

党参12g　茯苓12g　白术10g　熟地黄12g　川芎6g　当归10g
白芍药10g　伸筋草15g　透骨草12g　桑枝12g　宽筋藤12g　桑寄生30g　甘草6g

【用法】每天1剂，水煎服，每剂煎2次混合后分2次早晚服用。15剂为1个疗程，连服2个疗程。配合按摩、功能锻炼治疗效果更佳。

【功效】补益气血，舒筋活络。

【适应证】**肩关节周围炎（虚损型）。**症见：肩部酸痛，劳累后加重，可伴有头晕目眩，少气懒言，四肢乏力，心悸失眠等。舌质淡或暗红，苔白或少苔、无苔，脉弦细或沉细弱。

【疗效】治疗50例，治愈44例，显效3例，好转2例，无效1例，总有效率为98%。

【来源】刘振友.八珍汤加味配合按摩、功能锻炼治疗肩关节周围炎50例疗效观察.河北中医，2009，31（8）：1179－1180

❀ 针刺合透骨伸筋汤

透骨草30g　伸筋草30g　穿山甲10g　续断20g　骨碎补20g　地龙10g　木瓜15g　元胡15g　炒蒲黄20g　牡蛎20g　当归15g　白芍30g　甘草12g

【用法】每目 1 剂水煎服，取计 600ml（包括复煎），分 2 次服用，睡前用第 3 次水煎药液熏洗患侧肩部，10 天为 1 个疗程，中间配合针灸治疗，共 3 个疗程。

针刺治疗：取患侧肩井、飞骨、肩髃、肩髎、肩贞、肩前、曲池、外关、阳陵泉、足临泣等穴，针刺得气留针 30 分钟，每 10 分钟行针 1 次，每日 1 次，10 次为一疗程。

【功效】祛风散寒，除湿通络。

【适应证】**肩关节周围炎（风寒湿型）**。症见：肩部窜痛，遇风寒痛重，得温热痛缓，畏风恶寒，或肩部有沉重感。舌苔薄白或白腻，脉弦滑或弦紧。

【疗效】治疗 35 例，痊愈 16 例，显效 12 例，有效 5 例，无效 2 例，总有效率 94.3%。

【来源】崔培秀，王彩燕，殷凤凤. 针刺配合透骨伸筋汤治疗肩周炎 35 例临床观察. 吉林中医药，2008，28（5）：357

舒筋通络汤

黄芪 50g　当归 15g　白芍 20g　川芎 12g　桂枝 10g　桑寄生 15g　豨莶草 15g　葛根 15g　羌活 15g　独活 15g　姜黄 15g　鹿角霜 20g　甘草 9g

【用法】水煎服，日 1 剂，头煎 30 分钟取汁 200ml，再煎 20 分钟取汁 200ml，两煎混合早晚各 1 次口服，10 天为 1 个疗程。

【功效】益气补血，温通经络，祛风除湿止痛。

【适应证】**肩关节周围炎（风寒湿型）**。症见：肩部窜痛，遇风寒痛重，得温热痛缓，畏风恶寒，或肩部有沉重感。舌苔薄白或白腻，脉弦滑或弦紧。

【临证加减】痛甚者加制乳香、制没药各 15g；血虚者加鸡血藤 20g；寒偏胜者加淫羊藿 15g，乌药 12g；热甚者加知母 15g。

【疗效】治疗 58 例，痊愈 50 例，显效 5 例，有效 2 例，无效 1 例，总有效率 98.3%。痊愈病例经 1 年随访无复发。

【来源】王春秋，张虹，等. 自拟舒筋通络汤治疗肩关节周围炎 58 例. 四川中医，2003，21（1）：67

止痛汤

秦艽10g　炒桃仁10g　皂角6g　防风10g　苍术10g　黄柏5g
泽泻10g　槟榔6g　酒大黄5g　当归尾10g

【用法】每日1剂，水煎，分早晚2次温服，15天为1个疗程，共2个疗程。

【功效】舒筋活血，通络止痛。

【适应证】**肩关节周围炎（风寒湿型）。**

【临证加减】肌肉萎缩用阿胶珠10g，龟胶珠6g；肩周组织广泛粘连，活动范围极小，外展及前屈运动时，肩胛骨随之摆动而出现耸肩现象，加红花10～20g，全虫5～12g加强活血止痛，解痉，松解粘连之效。

【疗效】治疗52例，痊愈35例，好转12例，无效5例，总有效率90.4%。

【来源】周俊杰．止痛汤治疗肩关节周围炎52例．光明中医，2007，22（9）：79－80

乌头汤加味

制川乌12g　黄芪10g　麻黄10g　赤芍10g　甘草6g　姜黄15g
桂枝15g　生姜15g　葛根15g

【用法】每日1剂，水煎，分早晚2次温服，煎后的药渣再加马钱子1.5g（布包），加水适量，煎后在患肩部热敷，每天2次，每次30分钟。用药期间停服其他药物。15日为1个疗程。

【功效】祛风散寒，除湿通络。

【适应证】**肩关节周围炎（风寒湿型）。**症见：肩部窜痛，遇风寒痛重，得温热痛缓，畏风恶寒，或肩部有沉重感。舌苔薄白或白腻，脉弦滑或弦紧。

【临证加减】若寒邪著者加干姜10g，羌活9g，细辛3g；瘀血甚者加丹参15g，红花6g，制乳香、制没药各10g，元胡15g，鸡血藤15g

【疗效】治疗37例，治愈33例，好转4例，总有效率100%。

【来源】王春成，刘书琴．乌头汤加味治疗肩关节周围炎37例．国医论坛，2005，20（1）：6－7

第二节　肘关节骨化性肌炎

肘关节周围骨化性肌炎，常发生于肌肉骨膜或骨接近之处，其特点为纤维组织、骨组织与软组织的增生及化生。由于肘部肌肉受到损伤，骨折脱位可使骨膜掀起、撕裂，形成异位骨化，是肘部损伤中最严重的并发症之一。

本病诊断要点：骨化好发于肱前肌，表现为肘关节区肿胀与疼痛，肘关节被动与主动活动均受限。疼痛与肿胀减退后在肘关节前方可以摸到一个界线清楚的硬的肿块。因肌肉无弹性，故肘关节伸屈受限；由于肿块的阻挡，屈曲也明显受限。X线特征：受伤后不久可出现局限性肿快。伤后3～4周，在肿快内显示毛状致密像，其临近骨将显示骨膜反应。伤后6～8周，病变边缘部清楚地被致密骨质所包绕，而具有新生骨的外貌。软组织肿块的核心部有时显囊性变且逐渐扩大其内腔，到晚期显出类似蛋壳状的囊肿。伤后5～6个月肿块收缩，因而肿块与邻近的骨皮质和骨膜反应之间显出X线透亮带。

本病属于中医学"筋伤"的范畴，《杂病源流犀烛》提到"筋急之源，由血脉不荣之故也"。又云："跌仆闪挫，卒然身受，由内外气血俱病也。"由此可见，创伤后伤肢关节不能活动而致骨关节失动，气滞血瘀，经脉闭阻，津液运行不畅，骨节凝滞粘连，关节僵硬强直。

本病治宜软坚散结、疏经活络、增加关节活动范围。治疗用药期间禁饮各种酒类、浓茶及绿豆汁；禁用激素类药物。忌辛辣刺激性食物。保持良好心情。

❁ 孙氏熏洗方合手法

生艾叶　伸筋草　丹参各30g　透骨草15g　桂枝　宽筋藤　红花　椒目　海桐皮　路路通　元胡　骨碎补各10g

【用法】上药以清水2000～3000ml浸泡30分钟，再煎，沸后10分钟倒入盆内，先以热汽熏蒸患肘。待温度稍凉后（以不伤皮肤为度），再用药水浸洗肘关节及上臂、前臂，或用纱布浸药后反复擦洗直至水温冷却，每天3～4

次（重复使用时需连药渣一起加热），每次 30～40 分钟。在熏洗过程中患者应主动做肘关节屈伸活动，并以轻手法按摩患肘及肘关节周围，10 天为 1 个疗程。

手法松解：每日以手法点按曲池、少海、手三里、合谷、曲泽等穴位，并以弹拨、揉、搓、拿等手法放松肱二、三头肌，并做肘关节屈伸活动；之后再将肘部以尺骨嘴为支点放在桌面上，并垫一小枕，施术者一手扶患者上臂，一手握腕部，用力伸屈患肘，以肘部出现轻度疼痛为度，反复多次；注意不可用力过猛以免加重损伤，隔日 1 次。

【功效】祛风散寒，舒筋活血通络。

【适应证】肘关节骨化性肌炎（风寒湿痹型）。症见：肘关节区肿胀与疼痛，或有肿胀，被动与主动活动均受限。遇阴雨寒冷则疼痛加剧，得热痛减，口淡不欲饮或喜热饮。舌质淡苔白腻，脉弦紧。

【疗效】治疗肘关节骨化性肌炎 16 例，疗程最长 12 周，最短 4 周，平均 6 周。优（肘关节屈伸正常，关节稳定，无疼痛）11 例，良（肘关节屈伸范围较健侧差 20°～30°，关节稳定，无疼痛）3 例，好转（关节活动范围较健侧差 30°～40°，症状、体征减轻）2 例，无效（关节活动范围无改变，体征如前）0 例。优良率为 87.5%。

【来源】孙成长. 中药熏洗合推拿手法治疗肘关节骨化性肌炎 16 例. 浙江中医杂志，2008，43（11）：651

张氏活血方合熏洗方

张氏活血方：桃仁 红花各 12g 当归 15g 川芎 12g 元胡 10g 穿山甲 丹参 赤芍 丹皮 木瓜各 10g 薏苡仁 20g 茯苓 陈皮 通草 半夏各 10g 海藻 昆布各 15g

中药薰洗方：海风藤 伸筋草 透骨草各 20g 桂枝 15g 鸡血藤 木瓜 红花各 20g 乳香 没药各 15g 苏木 泽兰 牛膝各 20g 益母草 30g 土茯苓 生南星 海藻 昆布各 20g

【用法】水煎服，每天 2 次，每日 1 剂。熏洗方用法：将上药置于盆中，加冷水半盆煮沸，先趁热用热气熏蒸患处，待水温稍减后，患肘浸入药液内泡洗，泡洗后即行功能锻炼。1 剂可以使用 3 天，每天 2～3 次，泡洗 1 次 15～30 分钟。手术患者待刀口愈合拆线后再行熏洗。

【功效】祛风散寒，舒筋活血通络。

【适应证】**肘关节骨化性肌炎（风寒湿痹型）**。症见：肘关节区肿胀与疼痛，或有肿胀，被动与主动活动均受限。遇阴雨寒冷则疼痛加剧，得热痛减，口淡不欲饮或喜热饮。舌质淡苔白腻，脉弦紧。

【疗效】治疗肘关节骨化性肌炎 24 例，按治疗后关节活动度增加度数将疗效分为优、良、可、差 4 级。优 11 例，良 6 例，可 5 例，差 2 例，优良率71%。治疗时间最短 18 天，最长 87 天。全部病例随访 1～2 年，无 1 例复发。

【来源】张思胜，聂存平，周雯. 综合疗法治疗各型肘关节创伤性骨化性肌炎. 中国临床康复，2002，6（6）：874

舒筋软坚汤

黄芪　当归　白芍各 10g　制草乌　制川乌各 8g　羌活　白芥子　生牡蛎　姜黄各 10g　干姜　威灵仙各 8g　伸筋草 20g　甘草 6g

【用法】水煎服，每天 2 次，每日 1 剂。7 剂为 1 个疗程，一般需要 3～5 个疗程。

【功效】舒筋活血，温中通络，软坚散结。

【适应证】**肘关节骨化性肌炎（风寒湿痹型）**。症见：肘关节区肿胀与疼痛，或有肿胀，被动与主动活动均受限。遇阴雨寒冷则疼痛加剧，得热痛减，口淡不欲饮或喜热饮。舌质淡苔白腻，脉弦紧。

【临证加减】有严重瘀血肿硬或 X 线证实有骨化性肌炎，可选用全蝎、细辛、水蛭等。

【疗效】治疗肘关节骨化性肌炎 26 例，痊愈 19 例，好转 5 例，无效 2 例，有效率 92%。无效 2 例中，均为肱骨髁上骨折 3 月，断端向前错位，有大量骨痂形成而畸形愈合。

【来源】陈勉杰. 舒筋软坚汤治疗创伤性肘关节硬化. 河南中医，2003，23（7）：43

李氏熏洗方

当归 30g　生天南星 60g　生半夏 60g　茯苓 30g　桃仁 30g　山豆根 30g　川芎 30g　海藻 60g　昆布 60g　桑枝 60g　桂枝 60g　松节 60g

炮甲珠 50g　　三棱 60g　　莪术 60g　　苍术 30g　　生川乌 18g　　生草乌 18g
生乳香 30g　　生没药 30g

【用法】将上药置于锅内或盆中，加水适量，煮沸后药盆置于地上或凳上，将患肢搁置于盆上，用布或报纸敷盖患肢，使药液之热气集中熏蒸患处。待药水温度适度时，将患部置于药盆内浸泡 30~40 分钟，同时肘关节做最大幅度的屈伸运动。每剂可熏洗 7 天，每日熏洗 2~3 次，药液因蒸发而减少时，可酌量加水再煮沸后熏洗。治疗期间用轻手法按摩患肢上臂、肘关节、前臂，必要时可被动做肘关节屈伸功能练习，手法切忌鲁莽，以免加重病情。

【功效】舒筋活血，温中通络，软坚散结。

【适应证】**肘关节骨化性肌炎（风寒湿痹型）**。症见：肘关节区肿胀与疼痛，或有肿胀，被动与主动活动均受限。遇阴雨寒冷则疼痛加剧，得热痛减，口淡不欲饮或喜热饮。舌质淡苔白腻，脉弦紧。

【疗效】治疗肘关节骨化性肌炎 13 例，治愈 7 例，显效 4 例，有效 2 例。本组病例最多用药 38 剂，最少 17 剂。

【注意事项】本方只能外用，切忌内服。

【来源】李化均．中药熏洗治疗肘关节骨化性肌炎 13 例．中国中医急症，2003，5
（5）：442

第三节　肘关节僵直症

肘关节僵硬是外伤后肘关节经长期外固定而引起关节活动范围出现不同程度的障碍，导致肘关节僵硬，是肘部骨折、脱位及软组织损伤后严重的并发症之一。

肘关节僵硬主要表现为伸屈活动受限，严重者可有旋转活动受限，在活动过程中可出现不适与疼痛。肘关节僵硬多因创伤后固定限制了关节活动，由于肌肉不运动，静脉和淋巴淤滞，循环缓慢，组织水肿，渗出的浆液纤维蛋白在关节囊、皱襞和滑膜反折处及肌肉间形成粘连，影响了肘关节的活动，

本病属于中医学"痹证"的范畴，其病因病机主要为关节或关节周围骨折、脱位治疗后，由于关节固定时间过长，至局部气血不畅，脉络瘀阻不通，

风寒湿邪乘虚而入，使气血凝滞，故关节肿痛、活动受限。治疗当以中药活血祛瘀、舒筋活络配以祛风除湿，通利关节法。《杂病源流犀烛》提到"筋急之源，由血脉不荣之故也"，又说"跌仆闪挫，卒然身受，由内外，气血俱病也"；《东垣十书》指出"寒则筋挛骨痛"。由此可见，创伤后伤肘关节不能活动而致骨关节失动，气滞血瘀，经脉闭阻，津液运行不畅，关节失去气血津液的温煦濡养，风寒湿邪乘虚侵袭，痹着筋骨，久之肌萎筋缩，凝滞粘连，关节僵硬强直。在服用中药的基础上，配合适当的手法和功能锻炼效果更佳。

🌸 朱氏熏洗方

伸筋草 30g　透骨草 30g　桂枝 20g　五加皮 25g　羌活 20g　防风 20g　三棱 15g　莪术 15g　威灵仙 20g　续断 20g

【用法】取上述药物 1 剂，置于煎药容器内，加水 2500～3500ml，浸泡 30 分钟，煮沸后文火煎煮 15 分钟，除去药渣，加入白醋 200ml，将患肢置于距药液约 40cm 高的支架上，患肢上方加盖 1 条毛巾，让热汽熏蒸患肢约 5～10 分钟后，水温约在 30℃～50℃时，将患肢置于药液中浸洗，边浸洗边进行功能锻炼。每天 2 次，10 天为 1 个疗程。

【功效】舒筋活络，除湿消肿，通利关节。

【适应证】**创伤性肘关节僵硬症（气滞血瘀型）**。症见：口唇爪甲紫暗，皮肤青紫斑或粗糙，肘关节屈伸障碍，局部刺痛或绞痛固定不移，或触及肿块，舌紫暗或有青紫斑点，舌下静脉瘀血，脉涩等。

【疗效】本组 183 例，治疗 1 个疗程者 62 例，2 个疗程者 121 例。疗程结束后按上述标准评定，结果治愈 164 例，占 89.62%；显效 13 例，占 7.10%；好转 4 例，占 2.18%；无效 2 例，占 1.09%；总有效率 99.91%。

【来源】朱勤庄．伤科熏洗方治疗儿童创伤性肘关节僵硬．中医正骨，2007，19（4）：34

🌸 辛氏熏洗方合手法

两面针 30g　半枫荷 30g　宽筋藤 30g　海风藤 30g　红花 15g　羌活 15g　桂枝 15g

【用法】将上药置于瓷盆中，放水浸过药面，稍浸渍后再煎半小时即可。

将患肘置于药盆之上,先取其热汽热熏,待药液温度适中时再用细布或毛巾将药液反复淋于患部,进行热敷热洗。洗后抹干患部并保温,避免感受风寒。每日1剂,每日2次,6剂为1个疗程。

手法治疗:①揉按松筋法;患者取坐位,术者立于患者正面或侧面,左手掌托住患肘鹰嘴处,以右手掌面大鱼际肌及拇指指腹在患肘周围顺其肌肉、肌腱、韧带及血管、神经走向,由上向下做轻柔按摩,持续时间约10分钟。②屈伸解粘法;术者立于患者正面,左手托握患时,右手握紧患肢前臂远端,先行屈压。屈压的力量先轻后重,缓慢用力,以患者能够接受为原则。时间持续约为20~30秒。再行拉伸,将已按压屈曲的前臂,逐渐拉向伸直。此时术者双手必需同时用力,力度同样先轻后重,缓慢加力。时间持续约20~30秒。③转动摇晃法:术者双手握患肢肘部及前臂远端,对肘关节实施不同方向及角度的旋转摆动、摇晃。转摇的角度及力度,由小至大,循序渐进。持续时间约5~10分钟。以上手法治疗隔日进行1次,3次为1个疗程。手法的操作要循序渐进,不可粗暴,避免新的组织损伤。并嘱患者积极地进行自主的功能活动锻炼,配合治疗,以求达到更快更好的效果。

【功效】活血化瘀,温经通络。

【适应证】肘关节僵硬症(气滞血瘀型)。症见:肘关节屈伸功能障碍,局部刺痛或绞痛固定不移,或触及肿块,舌紫暗或有青紫斑点,舌下静脉郁血,脉涩等。

【疗效】30例肘关节僵硬经伤科熏洗及手法治疗后达到治愈者8例(2个疗程以内),肘关节屈伸功能活动完全恢复如健肘,正常工作,活动后无不适感。显效者16例(3个疗程以内),肘关节屈伸功能活动基本接近正常(肘关节功能活动度90度到0度),但工作或活动后肘关节常有酸、乏力、微痛感。好转者6例,肘关节屈伸功能活动有改善,功能活动度仍受限在20度左右,正常的工作、运动仍有影响,肘关节部位仍有压痛及活动痛。

【来源】辛艺铭,张悦.伤科熏洗及手法治疗肘关节僵硬.按摩与导引,2002,18(7):37

🌸 刘柏龄熏洗方合按摩

透骨草250g 威灵仙250g 急性子250g 乌梅250g 生山楂500g 伸筋草150g 防风100g 三棱100g 骨碎补100g 红花100g

莪术 100g　白芷 100g　白芥子 50g　皂角刺 50g　麻黄 75g　制马钱子 75g

【用法】上药制成粗末装袋，每袋重约 100g，将药袋放入瓦煲内加水 3000ml，白醋 500ml，先浸泡 1 小时后加热煮沸 15 分钟。先熏后洗，再用药袋熨烫患处。每次持续 1 小时左右，每日 2~3 次。每袋药可用 2 日。

手法按摩治疗：手法治疗分 5 个步骤进行。①按摩法：医者用掌根、小鱼际或肘尖在患肢关节上下周围反复按揉，约 5~10 分钟，由轻到重，重点按揉肌腱、韧带经过处。②拨络法：医者用拇指或四小指或肘尖用力与肌腱韧带走行方向横向反复揉按、弹拨，由轻到重 3~4 遍。③搓法：用手掌或肘部顺肌肉韧带走行方向来回搓动数次。④屈伸摇晃关节，反复多次，活动幅度及力度逐步增加，到极限后尽量压位坚持 10~20 秒。⑤捋顺法：捋顺关节周围，以向上捋为主。手法治疗应刚柔相济，稳准熟练进行，切忌强行扳拉，以免加重伤处出血。每日 1 次，并配合积极主动及被动功能锻炼。

【功效】活血化瘀，舒筋活络。

【适应证】**肘关节僵硬症（寒凝痹阻型）**。症见：肘关节肌肉疼痛剧烈，如刀割，得热痛缓，痛处固定，日轻夜重，甚则关节不能屈伸，痛处不红不热，形寒肢冷，苔白，脉弦紧。

【临证加减】久伤或遇冷痛重者加川乌 100g、草乌 100g、细辛 50g、艾叶 100g；痛甚加乳香 100g、没药 100g；肿胀明显者加用汉防己 100g、刘寄奴 150g、泽兰 150g。

【疗效】本组 156 例，随访 143 例。随访 2~14 个月，平均 6 个月。治疗疗程长者 64 天，短者 10 天，平均大约 33 天。结果：优 109 例，良 23 例，可 8 例。优良率 92.4%。

【来源】何兴国，李应伟，许裕荣，等. 手法按摩加中药熏洗治疗创伤后关节僵硬. 按摩与导引，2006，22（6）：22-23

🪷 林如高化瘀通络洗剂合手法

骨碎补 15g　桃仁 9g　红花 6g　川芎 12g　续断 12g　苏木 9g　桑枝 12g　伸筋草 15g　威灵仙 12g

【用法】上药加水煎至沸后，先用热汽熏蒸患肘，待水温适可即用药液浸泡患肘并用力按摩，药渣布包热熨局部，注意勿烫伤皮肤。中药熏洗每天 2

次，每次 30 分钟，每剂可用 2 天，10 剂为 1 个疗程，休息 5 天，接下一个疗程。

功能锻炼：患肢上臂平放于桌面，手掌朝上，行肘关节屈伸活动数十次，用健肢握住黄肢腕关节苏用费肘行过度屈伸活动数十次，肩关节外展 60° ~ 90°，行肘关节屈伸、前臂旋转治动。同时，加强患肢肱二、肱三头肌等长收缩锻炼。功能锻炼每天 3 次以上，每次 10 分钟。

手法治疗：分四步进行。①在局部施以拿捏揉、搽等手法 5 ~ 10 分钟，重点放松肱二、三头肌，外侧副韧带；按揉曲池、手三里、小海、少海、曲泽、天井等穴。②对肘前、后肌群行拿揉、分筋法，弹拨肘关节后内侧及肱二、三头肌群远端。③医者一手托患肘关节近端，一手握腕，范围由小到大缓慢屈伸，旋转肘关节十数次，然后以肘为支点，于患肘屈曲、伸直至最大范围时行顿挫扳法 2 ~ 3 次（以题者能忍受为度）。④于局部搓揉，推拿数次屈伸、旋转患肘关节。手法治疗隔天 1 次，10 次为 1 个疗程，疗程间休息 5 天。

【功效】活血化瘀，温经通络。

【适应证】**肘关节僵硬症（气滞血瘀型）**。症见：肘关节屈伸功能障碍，局部刺痛或绞痛固定不移，或触及肿块，舌紫暗或有青紫斑点，舌下静脉瘀血，脉涩。

【疗效】本组 13 例，治疗时间最短 1 个疗程，最长 75 天，平均 32 天。随访 3 ~ 6 个月。肘关节屈伸范围 >120°者 11 例，90° ~ 120°者 2 例，伸直位全部达到 0°位。

【来源】谢晓煜，邱晓虎. 手法加中药熏洗治疗小儿创伤后肘关节僵硬. 中医正骨，2004，16（6）：32 - 33

宁氏熏洗方

透骨草 20g　伸筋草 20g　海桐皮 20g　桂枝 15g　刘寄奴 10g　羌活 10g　艾叶 10g　乳香 10g　威灵仙 10g　川椒 10g　没药 10g　红花 10g

【用法】将中药置于 2000 ~ 3000ml 水中浸泡 30 分钟，文火煮沸 20 ~ 30 分钟，将药液倒入盆中，加入白酒、白醋各 50ml，然后将患侧肘关节置于药液上熏蒸且边熏边主动活动肘关节，待水温下降到皮肤能耐受时，用药水浸洗肘关节。每剂使用2日，每日洗2~4次，重复用药时，加热即可，7天为1个疗程。

手法治疗：①拇指揉按弹拨法：患者端坐位。术者坐于患者对面，一手握持患者前臂，另一手拇指反复揉按、弹拨肘关节外侧（曲池穴）、肘窝（曲泽穴）及肘关节内侧（少海穴）的韧带和肌腱，指力由轻至重，以局部出现酸胀为度，每次8~10分钟；②关节屈伸松解法：患者体位不变。术者一手托患肘关节近端，一手握腕，将肘关节缓慢屈伸，松解范围由小到大，以患者能耐受为度，反复多次。手法治疗隔天1次，7次为1个疗程。

【功效】温经通络，活血化瘀。

【适应证】**肘关节僵硬症（寒湿痹阻型）**。症见：肘关节冷痛沉重，痛处游走不定，局部肿胀，关节屈伸不利，气候剧变则疼痛加剧，遇寒痛增，得温则减，恶风畏寒，舌质紫暗或瘀斑苔白腻，脉象弦涩。

【疗效】本组124例经过1~3个疗程治疗，治愈26例，显效38例，好转53例，无效7例，总有效率94.4%。

【来源】宁凡友，王俊顾，赵明，等. 熏洗结合手法治疗外伤性肘关节僵硬124例. 光明中医，2011，26（5）：998-999

🪷 许氏熏洗方合喷酒按摩

艾叶20g　防风　透骨草　桂枝各15g　红花12g　川椒10g　白酒25ml

【用法】用一纱布袋装好放入锅内，加水2000~3000ml，煮沸15分钟后加入白酒，将其药液倒入盆内，患部置于盆上，趁热先熏后洗，1次/天，30分钟/次，每剂药可重复使用（夏季2次，冬季4次）。

喷酒按摩：每次熏洗后即行喷酒按摩，先用手指点按患肘曲池、尺泽两穴，达到得气，然后进行捏拿、揉搓肘窝达发热，同时发现痛点、结节（索）等异常。用拇指指腹压在痛点或结节（索）所在的肌腱上，顺其走行推进并左右按摩。与此同时，口含白酒分3次喷于患处。在顺势牵引下，反复做3~5次屈伸活动，屈和伸均达到最大限度（以患者能够忍受为度），然后一手托肘，同时拇指和示指用力压按在内外曲池穴上，另一手握腕缓慢内外旋转肘关节数次。

【功效】温经通络，活血化瘀，祛风胜湿。

【适应证】**肘关节僵硬症（风寒痹阻型）**。症见：肢体关节冷痛，游走不定，遇寒痛增，得热痛减，局部皮色不红，触之不热，关节屈伸不利，或恶风畏寒，舌质淡红或暗红，苔薄白，脉弦紧或弦缓。

【来源】许青.中药熏洗加喷酒按摩治疗外伤性肘关节僵硬症体会.中国全科医学，2006，9（2）

🪷 张氏熏洗方合手法

骨碎补 续断各20g 伸筋草 透骨草各15g 桂枝 五加皮 当归各10g

【用法】上药加入清水1500～2000ml，煎至沸后35分钟，先用热汽熏蒸患者肘关节处，待水温稍减后（以不烫伤皮肤为度），用药水及药渣浸洗患肘关节及其上、下节段，或用小纱布浸药液擦洗，每日2～3次（重复使用时需加热），每次20～40分钟。1剂药使用2天，10剂为1个疗程。

手法治疗：外洗后即进行患处揉搓手法治疗，宜轻柔稳妥，揉搓力度以皮肤发红、皮温升高为宜，切忌暴力强行，以免造成肘部关节及周围组织再损伤。患者坐位或平躺，局部以拿、揉等手法放松二三头肌及肱桡肌，肘关节内、外侧副韧带；手法按摩下列穴位：曲池、少海、曲泽、手三里、合谷；之后将患者肘部以及尺骨鹰嘴为支点放于床板或桌面上，医者一手下压患者前臂，使肘关节达最大伸直位置，另一手拇指采用弹拨法弹拨肱二头肌腱等肘前组织，最后用搓法松解关节，放松肌肉。手法治疗隔天1次，10次为1个疗程。

【功效】温经通络，活血化瘀，祛风胜湿。

【适应证】**肘关节僵硬症（风寒湿痹阻型）**。症见：肘关节冷痛沉重，痛处游走不定，局部肿胀，关节屈伸不利，气候剧变则疼痛加剧，遇寒痛增，得温则减，恶风畏寒，舌质淡红或暗淡，苔薄白或白腻，脉浮紧、沉紧、弦缓。

【疗效】经上述方法治疗1个疗程后，19例中，5例治愈（症状、体征消失，肘关节屈伸活动功能正常），9例显效（症状消失，肘关节屈伸活动度较健侧差20以内），4例好转（症状、体征减轻，肘关节屈伸活动度较健侧差20～40），1例无效（症状、体征均无改善）。

【来源】张荣泉.中药熏洗结合手法按摩治疗创伤后肘关节僵硬19例.浙江中医杂

志，2006，41（8）：465

李氏熏洗方合手法

生川乌10g　生草乌10g　三棱10g　莪术10g　当归尾10g　肉桂
10g　桃仁10g　红花10g　泽兰10g　乌药10g　大黄20g　防风10g
土牛膝15g　五加皮20g　宽筋藤30g　威灵仙20g

【用法】上药加水2000～2500ml煎煮约20分钟，先以其蒸汽熏蒸局部，待药液温度适宜后即用药液外洗患肘，边洗边活动肘关节。每天2～3次，每次30分钟。每日1剂，7天为1个疗程。

手法治疗：分二步进行。①拇指揉按弹拨法：患者端坐位。术者坐于患者对面，一手握持患者前臂，另一手拇指反复揉按，弹拨肘关节外侧（曲池穴），肘窝（曲泽穴）及肘关节内侧（少海穴）的韧带和肌腱，指力由轻至重，以局部出现胀为度，每次8～10分钟。②关节屈伸松解法：患者体位不变。术者一手托患肘关节近端，一手握腕，将肘关节缓慢屈伸，松解，范围由小到大，以患者能忍受为度，反复多次。手法治疗隔天1次，7次为1个疗程。

【功效】活血化瘀，祛风化湿。

【适应证】**肘关节僵硬症（气滞血瘀型）**。症见：肘关节屈伸功能障碍，局部刺痛或绞痛固定不移，或触及肿块，舌紫暗或有青紫斑点，舌下静脉瘀血，脉涩。

【疗效】本组62例，优44例，良12例，一般4例，差2例，优良率为90.31%。

【来源】李桂贤. 中药熏洗结合手法治疗外伤性肘关节僵硬62例. 广西中医学院学报，2005，8（3）：56－57

龙氏熏洗方合手法按摩

防风20g　宽筋藤30g　伸筋草40g　桂枝30g　羌活30g　五加皮
25g　骨碎补25g　续断30g　乳香30g　没药30g

【用法】将药放入锅中，加清水2500～3500ml，约浸泡30分钟，文火煎沸15分钟，将水倒出盆中，加入白醋200ml，然后将患肢离开盆约50cm高的支架上，然后加盖一条大毛巾覆盖在患肢上，待热汽熏蒸患肢，约 5～10 分钟后，水温约在 30℃～50℃时，进行浸洗患肢，待水凉后停洗浸，每日 1 剂，1 日洗 2 次，10 日为 1 个疗程。

手法治疗：外洗后即进行手法按摩有关穴位，如曲池、合谷、手三里、曲泽、沙海、肘三里等，接着进行肘关节屈伸功能锻炼约做 20～30 分钟，每日 2 次，10 日为 1 个疗程。

【功效】祛风胜湿，散寒通络。

【适应证】**肘关节僵硬症（风寒湿痹阻型）**。症见：肘关节冷痛沉重，痛处游走不定，局部肿胀，关节屈伸不利，气候剧变则疼痛加剧，遇寒痛增，得温则减，恶风畏寒，舌质淡红或暗淡，苔薄白或白腻，脉浮紧、沉紧、弦缓。

【疗效】本组 83 例，治愈 75 例，显效 5 例，好转 2 例，无效 1 例。总有效率 98.79%。

【来源】龙炳新. 中药熏洗配合手法按摩治疗创伤性肘关节僵硬 83 例. 中国中医骨伤科杂志，2003，11（6）：50－51.

🪷 王氏熏洗方

生川乌 10g　生草乌 10g　三棱 10g　莪术 10g　当归尾 10g　肉桂 10g　桃仁 10g　红花 10g　泽兰 10g　乌药 10g　大黄 20g　防风 10g　土牛膝 15g　五加皮 20g　宽筋藤 30g　威灵仙 20g

【用法】上药加水 2000～2500ml 煎煮约 20 分钟，先以其蒸汽熏蒸局部，待药液温度适宜后即用药液外洗患肘，边洗边活动肘关节。每天 2～3 次，每次 30 分钟。每日 1 剂，7 天为 1 个疗程。

【功效】温经通络，活血化瘀。

【适应证】**肘关节僵硬症（气滞血瘀型）**。症见：肘关节屈伸功能障碍，局部刺痛或绞痛固定不移，或触及肿块，舌紫暗或有青紫斑点，舌下静脉瘀血，脉涩。

【疗效】本组 56 例中优 39 例，良 12 例，一般 3 例，差 2 例，优良率为 89.29%。

【来源】王会同. 中药熏洗治疗外伤性肘关节僵硬 56 例疗效观察. 中国现代药物应用，2010，4（20）：14－16

🌸 葛氏熏洗方

伸筋草30g 透骨草20g 红花10g 海桐皮15g 桂枝15g 三棱15g 桑寄生15g 苏木15g 川椒15g 桑枝15g 威灵仙10g 大黄20g

【用法】每剂加水2000~3000ml，浸泡30分钟，加热煮沸30分钟。将药液及药渣倒入盆中，先在患侧肘关节上覆盖数层纱布，以蒸汽熏蒸患肢，直至皮肤发红、出汗，待药液稍凉后用毛巾蘸取药液反复擦洗患肢或将患肢浸泡于药液中，操作时间约30分钟。如药液温度降至20℃以下，可反复加热至所需温度继续熏洗。每日熏洗2~3次，每剂药用2天。熏洗后擦干患肢，注意保暖，然后自行按摩，进行主动和被动功能锻炼，逐步加大肘关节屈伸活动范围，以患者能耐受为度，不可使用暴力。

【功效】温经通络，活血化瘀。

【适应证】肘关节僵硬症（气滞血瘀型）。

【疗效】本组36例患者，治疗时间最短21天，最长2个月，平均42天。肘关节屈伸功能恢复正常33例，其余3例屈伸范围超过120°，全部患者肘部伸直可达到0角度

【来源】葛传福，王均芹，朱玉景. 中药熏洗治疗肘关节僵硬36例. 中国民间疗法，2004，12（9）：22

🌸 伸筋汤熏洗

伸筋草20g 透骨草20g 威灵仙10g 姜黄10g 川芎10g 当归10g 苏木10g 丹参10g 续断10g 桂枝10g 细辛6g 花椒10g 木通10g

【用法】上药加水2000~2500ml，煎煮约20分钟，先以其蒸汽熏蒸局部，待温度适宜后即用药液外洗患肘，同时用拇指指腹压在痛点或结节、条索所在的肌腱上，顺其走行推进并左右按摩，然后进行捏拿、揉搓至发热，边洗边活动肘关节。在顺势牵引下，反复做3~5次屈伸活动，屈和伸均达到最大限度（以患儿能够忍受为度），然后一手托肘，同时拇指和食指用力按压在内外曲池穴上，另一手握腕缓慢内外旋转肘关节数次。每日1剂，分2~3次煎洗。

【功效】温经通络,活血化瘀。

【适应证】**肘关节僵硬症(气滞血瘀型)**。症见:肘关节屈伸功能障碍,局部刺痛或绞痛固定不移,或触及肿块,舌紫暗或有青紫斑点,舌下静脉郁血,脉涩等。

【临证加减】痛甚加炙乳香10g,炙没药10g,肿胀加羌活10g,泽兰10g。

【疗效】治疗76例,其中优46例,良24例,一般4例,差2例,优良率为92.1%。最短1个疗程,最长6个疗程,平均3个疗程。48例患者治疗后随访均在半年以上,无1例复发。

【来源】刘召勇.中医药治疗儿童创伤性肘关节僵硬76例.中医儿科杂志,2007,3(3):48

🪷 李氏熏洗方合手法

伸筋草20g 海桐皮20g 海风藤20g 丹参20g 木瓜30g 川椒20g 红花10g 桑枝30g 续断30g 防风30g

【用法】混匀放入保湿桶内,加水5000ml,浸泡39分钟,加热至沸,加醋100ml,将患肘置于桶上熏蒸约5~10分钟,待凉至45℃左右,肘关节置于桶内药液中,保持45℃温度,每次熏洗共约40分钟,每日2次,7天为1个疗程。

手法治疗:熏洗后即进行手法治疗。术者一手握住患肢远端,一手固定肘关节,屈伸肘关节至最大张度后,控制一定时间至拉长挛缩的肌肉、韧带,然后平稳屈伸肘关节,每日2次,每次30分钟,7天为1个疗程,约4个疗程。也可以在机械肘关节功能锻炼器上进行锻炼。肘关节僵硬较为严重者,可进行强力性的被动和主动运动,但不可施加暴力,以免造成骨与关节再损伤。

【功效】祛风胜湿,散寒通络。

【适应证】**肘关节僵硬症(风寒湿痹阻型)**。症见:肘关节冷痛沉重,痛处游走不定,局部肿胀,关节屈伸不利,气候剧变则疼痛加剧,遇寒痛增,得温则减,恶风畏寒,舌质淡红或暗淡,苔薄白或白腻,脉浮紧、沉紧、弦缓。

【疗效】本组患者224例,优170例,良36例,可14例,差4例。

【来源】李皓如.自拟方熏洗配合手法促进骨折后期肘关节功能康复的体会.湖南中医药大学学报,2008,28(1):65-66

第四节　桡骨茎突狭窄性腱鞘炎

桡骨茎突狭窄性腱鞘炎，是指长期劳损或外力损伤导致桡骨茎突部慢性无菌性炎症，以局部疼痛和功能障碍为主要表现，多由于大拇指和腕关节过度劳累，以及用力不当而引起的。表现为腕部靠近大拇指的一侧疼痛，严重时甚至无法用力拧毛巾，也无法刷牙。一般来讲，30～50 岁的女性易患本病，女性的发病率是男性的 6 倍以上，可能与妇女抱小孩的姿势不当有密切关系。

本病诊断要点：①有劳损史，好发于家庭妇女及长期从事腕部操作者；②桡骨茎突部疼痛、肿胀隆起、压痛，腕部劳累后或寒冷刺激后疼痛加剧，局部腱鞘增厚，握物无力，活动受限；③握拳尺偏试验阳性。

本病属于中医学"筋伤"的范畴，《素问·五脏生成》云："掌受血而能握，指受血则能摄。"临床上多见于哺乳期妇女及中老年妇女，均有抱小孩生活史，由于局部遭受外伤、劳作受损，或感受风寒湿邪，导致手部气滞血瘀、经络痹阻，进而筋失濡养、痿废不用。

治疗用药期间禁饮各种酒类、浓茶及绿豆汁；忌辛辣刺激性食物。保持良好心情。如为产后妇女及中老年妇女，抱小孩时要把孩子的主要重心放在前臂近端，手腕只是起保护的作用，最好是两侧手臂交替抱小孩。另外，任何一个姿势不要保持时间过长，要经常变换姿势，注意劳逸结合，避免腕部过度劳累，少用冷水，注意腕部保暖，适当做一些手腕的背伸运动锻炼，就可以有效消除疲劳，恢复功能。

❀ 黄氏补气养血方合封闭疗法

黄芪 20g　当归 10g　桂枝 6g　白芍 10g　炙甘草 6g　生姜 3 片
大枣 5 枚

【用法】水煎服，每天 2 次，每日 1 剂。可配合局部封闭治疗，用醋酸泼尼松龙 1ml（25mg）加利多卡因 2ml 局部封闭，每周 1 次，3 次为 1 个疗程；封闭前应先准确定位：术者用拇指指甲置于患者的桡骨茎突与第 1 掌骨之间，可触及增粗甚至粘连之外展拇长肌与伸拇短肌肌腱。注射时应以此斜向进针（角度以150°为宜），将药物缓慢推入腱鞘管内。

【功效】补气养血，通络止痛。

【适应证】**桡骨茎突狭窄性腱鞘炎（体弱血虚，血不荣筋型）**。症见：局部有疼痛，压痛，手指活动受限，爪甲不华，舌淡苔白，脉沉细弱。

【临证加减】肝气郁结者酌加柴胡6g，香附子10g，青皮6g；痛甚者酌加制乳没各6g，地龙8g，红花10g。

【疗效】治疗桡骨茎突狭窄性腱鞘炎38例，随访时间为3~6个月，平均4.4月。其中治愈（腕桡侧肿痛及压痛消失，功能恢复，握拳尺偏试验阴性）31例，好转（腕部肿痛减轻，活动时轻微疼痛，握拳尺偏试验±）6例，无效（症状无改善）1例，总有效率97.37%。

【来源】黄健明，陈延．中药配合封闭治疗桡骨茎突腱鞘炎79例观察．中国当代医药，2010，17（13）：95

透骨草熏洗方合手法

透骨草200g

【用法】将200g透骨草用纱布包裹，置于锅中用适量水煎煮，煎沸后20分钟即可倒入熏洗容器。将患部置于液面上，用保鲜膜覆盖住容器口，以热汽熏蒸3分钟（注意避免烫伤），待水温降低至合适温度后将患部浸泡药液中15分钟。每日1次，每剂药可重复煎煮3次。

按摩手法：患者坐位或仰卧位。①点按揉局部穴位：点按揉鱼际、合谷、阳溪、列缺、手三里、曲池，共5分钟；②推拶、弹拨局部肌肉：在桡骨茎突部涂抹少量按摩乳，术者将拇指指腹作用于茎突部进行小幅度弹拨，并从阳溪推拶至曲池，力度以患者能忍受为度，反复进行数次，约2分钟；③拔伸患部：由助手握住患者前臂，术者双手拇指指腹按压桡骨茎突部并用双手握住患者手腕，助手与术者相对用力拔伸，并做桡偏和尺偏，共3~5次，结束手法。每周治疗3次。

【功效】疏通经络，行气活血，解痉镇痛。

【适应证】**桡骨茎突狭窄性腱鞘炎（血脉痹阻型）**。症见：局部有刺痛，手指活动受限，动则痛甚，舌紫暗，苔白，脉弦涩。

【疗效】治疗桡骨茎突狭窄性腱鞘炎30例，治愈23例，好转5例，未愈

2 例，总有效率为 93.33%。治愈的 23 例治疗时间最短为 4 天，最长 35 天，平均 18 天。随访 3 个月，所有治愈患者无复发。治疗期间所有患者均未出现不良反应。

【来源】袁洪雷，李计. 按摩手法配合透骨草熏洗治疗哺乳期桡骨茎突部狭窄性腱鞘炎疗效观察. 中国中医药，2012，19（8）：76

吴氏熏洗方合手法

王不留行 100g　肿节风 100g

【用法】上药以清水 2000～3000ml 浸泡 30 分钟，再煎，沸后 10 分钟倒入盆内，先以热汽熏蒸。待温度稍凉后（以不伤皮肤为度），再用药水浸洗，每天 3～4 次（重复使用时需连药渣一起加热），每次 30～40 分钟。10 天为 1 个疗程。

手法治疗：先在桡骨茎突处轻轻按摩，至局部发热为度，再一手握患者手部，另一手握患者前臂，将患者关节缓慢掌屈、背伸、桡偏、尺偏数次，以达到舒筋活络，松解粘连目的。接着，反复用大拇指用力揉按合谷、手三里及阳溪穴以疏通经脉。

【功效】行气活血通络，消肿止痛。

【适应证】**桡骨茎突狭窄性腱鞘炎（血脉痹阻型）**。症见：局部有刺痛，手指活动受限，动则痛甚，舌紫暗，苔白，脉弦涩。

【疗效】治疗桡骨茎突狭窄性腱鞘炎 50 例中，治愈 41 例，好转 5 例，未愈 4 例。

【来源】吴晓鹏，郭元泰，张少光. 两种方法治疗桡骨茎突狭窄性腱鞘炎的临床观察. 基层医学论坛，2006，10（8）：304

化瘀止痛膏

生川乌 10g　生草乌 20g　生山栀子 25g，赤芍　红花各 15g　石膏　蒲公英各 25g　细辛 5g　生蒲黄 20g　当归　红花　黄柏各 15g　樟脑 20g　独活　羌活各 25g

【用法】将上述诸药烘干，粉碎过 80 目筛，然后加适量蜂蜜，再加温开水调匀，根据肿痛部位的大小，将药物均匀涂于大小适中的纱布上，敷贴于患处，再用绷带包扎，2~3 天换 1 次。

【功效】活血祛瘀，祛风除湿，消肿止痛。

【适应证】**桡骨茎突狭窄性腱鞘炎（痰瘀阻滞型）**。症见：局部有刺痛，肿胀明显，手指活动受限，动则痛甚，舌紫暗，苔白腻，脉弦涩。

【疗效】治疗桡骨茎突狭窄性腱鞘炎 40 例，痊愈 32 例，好转 8 例。

【来源】邢国利. 化瘀止痛膏治疗桡骨茎突狭窄性腱鞘炎 40 例. 中医药信息，2004，21（3）：28

张氏外敷方

生草乌30g 生川乌30g 生山栀20g 乳香15g 没药15g 羌活15g 石膏15g 蒲公英15g 鸡血藤15g 细辛10g 生蒲黄15g 当归15g 红花15g 冰片10g 黄柏10g 独活10g 丁香10g 血竭10g

【用法】上述诸药碾成细末，拌匀，加适量蜂蜜，再加温开水调匀，根据肿痛部位的大小，将药物均匀涂于大小适中的纱布上，外敷于患处，再用绷带包扎，3 天换 1 次，5 次为 1 个疗程。

【功效】活血祛瘀，祛风除湿，消肿止痛。

【适应证】**桡骨茎突狭窄性腱鞘炎（血脉痹阻型）**。症见：局部有刺痛，手指活动受限，动则痛甚，舌紫暗，苔白，脉弦涩。

【疗效】治疗桡骨茎突狭窄性腱鞘炎 125 例，治愈 87 例，有效 38 例。

【来源】张子东. 中药外敷治疗桡骨茎突狭窄性腱鞘炎 125 例. 中医外治杂志，2002，11（1）：42

加味透骨袋泡剂

当归5g 红花5g 虎杖5g 积雪草5g 苏木5g 制川草乌各5g 寻骨风5g 艾叶5g 伸筋草5g 苦参5g 透骨草5g

【用法】先将袋泡剂加入清水 1500ml 浸泡 10 分钟，后将其倒入药壶或砂锅中加热，煮沸后再文火煎 5 分钟，将药及药水一并倒入小脸盆中，先将患手置于盆上进行熏蒸，外用大毛巾包裹盆周，防止蒸汽外散。至水温不烫手时（约40℃）将患手置于药水中浸泡，进行擦洗、按摩、伸屈手指手腕、握拳等，至水凉止。浸泡约 20 分钟，每日 1 剂，每日 2 次。10 天为 1 个疗程，必要时可延至 2 ~ 3 个疗程。

【功效】行气活血通络，消肿止痛。

【适应证】**桡骨茎突狭窄性腱鞘炎（血脉痹阻型）**。症见：局部有刺痛，手指活动受限，动则痛甚，舌紫暗，苔白，脉弦涩。

【疗效】治疗桡骨茎突狭窄性腱鞘炎 34 例中，治愈 31 例；好转 3 例。

【来源】朱敏. 加味透骨袋泡剂治疗手部急性狭窄性腱鞘炎 45 例. 中医正骨，2009，21（11）：51

灵风散

威灵仙 10g　海风藤 6g　红花 6g　芒硝 10g　冰片 2g

【用法】上述诸药共碾成细末拌匀，再用凡士林调成膏状，据肿痛部位大小，均匀涂摊，再用纱布敷扎，24 小时换药 1 次。

【功效】活血祛瘀，祛风除湿，消肿止痛。

【适应证】**桡骨茎突狭窄性腱鞘炎（痰瘀阻滞型）**。症见：局部有刺痛，肿胀明显，手指活动受限，动则痛甚，舌紫暗，苔白腻，脉弦涩。

【疗效】治疗桡骨茎突狭窄性腱鞘炎 79 例，治愈 76 例，无效 3 例，有效率 96.2%。

【来源】张雷迎，高建. 自拟灵风散治疗桡骨茎突狭窄性腱鞘炎. 中医外治杂志，2004，13（4）：55

回阳散

草乌 90g　干姜 90g　赤芍 30g　白芷 30g　南星 30g　肉桂 15g

【用法】将上述诸药研为细末，使用时每次取药粉 20g，用热醋调成稀糊状，敷于患处，外包纱布，每晚睡前用，次日清晨去除。14 天为 1 个疗程。

【功效】温经散寒，通络止痛。

【适应证】**桡骨茎突狭窄性腱鞘炎（寒凝血脉型）**。症见：局部有冷痛，手指活动受限，得温痛减，得寒痛甚，舌紫暗，苔白腻，脉沉。

【疗效】治疗桡骨茎突狭窄性腱鞘炎 36 例，治愈 32 例，好转 4 例，治愈率达到 88.89%。

【来源】盖小刚. 回阳散治疗桡骨茎突狭窄性腱鞘炎 36 例. 中医外治杂志，2002，11（3）：43

🌸 于氏外敷方

新鲜地龙 50g 半夏 30g 芦荟 15g 白糖 30g

【用法】上述诸药碾成细末,拌匀,碾碎成糊状,每天早晚外敷于患处,其外用保鲜膜覆盖,等干燥之后去除。

【功效】行气活血,通络止痛。

【适应证】**桡骨茎突狭窄性腱鞘炎（血脉痹阻型）**。症见:局部有刺痛,手指活动受限,动则痛甚,舌紫暗,苔白,脉弦涩。

【来源】于祎睿,丛燕妮. 中药外敷治疗桡骨茎突狭窄性腱鞘炎 16 例. 中国民间疗法,2012,20（8）:19

第五节 腕管综合征

腕管综合征是指由于腕管内容积减少或压力增高,使正中神经在管内受压而形成的综合征。表现为桡侧 3～4 个手指麻木疼痛,鱼际肌萎缩,拇指外展、对掌无力,正中神经分布区感觉迟钝。本病常见于腕部活动较多的脑力与体力劳动者,近年来随着计算机的大量应用,鼠标、键盘的操作使得该病的发病率逐年增加。

本病诊断要点:①有患手腕关节劳损或外伤史;②患侧手桡侧手掌和三个半手指感觉异常、麻木、刺痛或灼痛,夜间加重;③患手腕关节僵硬,手指活动不灵活,闪手片刻可使疼痛缓解,劳累后加重;④腕管刺激试验呈阳性（即 Tinel 征、屈伸腕试验、压脉带试验等）;⑤X 线:有时可见桡腕关节狭窄、陈旧性骨折或腕骨骨折。

腕管综合征是由于腕管内组织增生或移位,压力增高,腕管狭窄,使正中神经在腕管内受到压迫所引起的桡侧三个半手指麻木、疼痛等神经症状。中医学认为本病属"着痹"。痹者,闭塞不通也。系由慢性劳损、气血瘀滞,经脉闭阻,津液运行不畅,筋骨关节失去气血津液的温煦濡养,风寒湿邪乘虚侵袭,痹着筋骨,久之关节凝滞疼痛,影响腕关节正常活动,出现肢体疼痛重浊,肌肤麻木不仁,手足笨重,活动不便。

本病发病由于肌肉萎缩呈不可逆性，必须早期诊断、早期治疗。重度腕管综合征以手术治疗为主，轻中度以保守治疗为主。治疗应舒筋活血，消炎消肿，通络止痛。早期症状较轻患者，休息、减少患肢活动是必要治疗手段；同时配合中药的熏洗和内服以祛风通络，活血化瘀；针灸、推拿等外治方法遵循循经辨证，选取穴位和手法，以疏经导滞，祛瘀散结，改善局部血液循环，使粘连的韧带松解，腕管通利，受压的正中神经得以缓解。外伤骨折等原因致急性腕管综合征或病情较重，保守治疗无效者，还需施行腕管切开术进行治疗，同时配合中药和康复手段来加速病情的恢复。

❀ 中药外洗合弹响指法

宽筋藤 30g　千斤拔 30g　千年健 30g　艾叶 20g　桑枝 20g　羌活 20g　豆豉姜 30g

【用法】上药以清水 2000～3000ml 浸泡 30 分钟，再煎，沸后 10 分钟倒入盆内，先以热汽熏蒸。待温度稍凉后（以不伤皮肤为度），再用药水浸洗，每天 3～4 次（重复使用时需连药渣一起加热），每次 30～40 分钟。10 天为 1 个疗程。

手法松解：弹响指法。术者左手握住患者腕上，右手拇、示 2 指捏住患手拇指末节，向远心端迅速拔伸，以发生弹响为佳，依次拔伸 2～4 指，随后行腕周如外关、阳溪、鱼际、合谷、痛点等穴位按压，并顺着正中神经走行做周边纤维理筋、分筋手法。以上手法每日 1 次，10 次为 1 个疗程。

【功效】祛风散寒，舒筋活血通络。

【适应证】**腕管综合征（风寒痹阻型）**。症见：腕部疼痛较剧，痛有定处，得热痛减，遇寒痛增，不可屈伸，局部皮肤不红，触之不热，苔薄白，脉弦紧。

【疗效】治疗腕管综合征 37 例。治愈（治疗 1～2 个疗程无麻木、疼痛，握力正常，腕关节活动正常）29 例；好转（经治疗 2～3 个疗程，局部症状明显减轻，仍有轻微麻痛，活动功能尚可，握力较正常稍差）6 例；无效（经 3 个疗程以上治疗，症状及功能均无明显变化）2 例。

【来源】黎旭军. 中药外洗配合弹响指法治疗外伤性腕管综合征 37 例. 河北中医，2001，23（8）：589

张氏熏洗方合手法

艾叶 30g　桑枝 12g　桂枝 10g　红花 30g　桃仁 30g　川芎 30g
伸筋草 30g　透骨草 30g　川乌 30g　草乌 30g　刘寄奴 15g　木瓜 15g

【用法】上药以清水 2000～3000ml 浸泡 30 分钟，再煎，沸后 10 分钟倒入盆内，先以热汽熏蒸。待温度稍凉后（以不伤皮肤为度），再用药水浸洗，每天 3～4 次（重复使用时需连药渣一起加热），每次 30～40 分钟。15 天为 1 个疗程。

手法松解：以一指禅法、旋揉、弹拨手法等先放松前臂腕屈肌群和腕部的肌腱，力度要深，要求以产生酸、胀、麻并轻度向掌、指放射感为宜；继而以一手拇指压于腕关节掌侧横纹正中，其余四指握住腕关节，另一手抓住患者其余四指做正、反方向的反复旋转动作，共操作 5～10 次，使患腕指深、浅屈肌腱得到充分的弹拨、松解后，再以被动屈伸、牵抖手腕在腕部操作 3～5 次结束。1 天 1 次，10 次为 1 个疗程，治疗 2～4 疗程，疗程中间休息 3～5 天。

【功效】活血化瘀，散寒除湿通络，行气止痛。

【适应证】**腕管综合征（风寒湿痹型）**。症见：腕关节疼痛酸麻，或有肿胀，遇阴雨寒冷则疼痛加剧，得热痛减，口淡不欲饮或喜热饮。舌质淡苔白腻，脉弦紧。

【疗效】治疗腕管综合征 40 例，治愈 19 例，显效 18 例，有效 3 例。愈显率 92.50%。

【来源】张双民，刘积强. 手法加中药外洗治疗腕管综合征 40 例. 现代中医药，2010，30（4）：54

王氏活血方合熏洗方

活血方：川乌 6g　草乌 6g　干姜 20g　薏苡仁 30g　川芎 10g　当归 15g　麻黄 10g　桂枝 20g　羌活 15g　防风 15g　苍术 20g　甘草 10g　血竭 2g　生姜（冲服，为引药）3 片

熏洗方：乳香 15g　没药 15g　透骨草 15g　桂枝 15g　刘寄奴 15g　威灵仙 15g　川椒 15g　海桐皮 20g　鸡血藤 20g　姜黄 20g

【用法】内服方水煎服，每天 2 次，每日 1 剂。熏洗方用法：将上药置于

盆中，加冷水半盆煮沸，先趁热用热气熏蒸患处，待水温稍减后，患肘浸入药液内泡洗，泡洗后即行功能锻炼。1剂可以使用3天，每天2～3次，泡洗1次15～30分钟。7日1个疗程。

【功效】活血化瘀，散寒除湿通络，行气止痛。

【适应证】**腕管综合征（风寒湿痹型）**。症见：腕关节疼痛酸麻，或有肿胀，遇阴雨寒冷则疼痛加剧，得热痛减，口淡不欲饮或喜热饮。舌质淡苔白腻，脉弦紧。

【疗效】治疗腕管综合征58例，经1～6个疗程治疗后，优42例，良11例，可5例，差0例。

【来源】王野，魏秋实．内外结合综合疗法治疗腕管综合征58例．辽宁中医杂志，2008，35（3）：405

徐氏熏洗方合手法

伸筋草15g　透骨草12g　刘寄奴12g　桂枝9g　千年健12g　荆芥10g　防风10g　苏木10g　威灵仙15g　红花9g

【用法】将上药置于盆中，加冷水半盆煮沸，先趁热用热汽熏蒸患处，待水温稍减后，患肘浸入药液内泡洗，泡洗后即行功能锻炼。1剂可以使用3天，每天2～3次，泡洗1次15～30分钟。

手法治疗：患者坐位，术者左手拇指中指夹于患侧腕之两侧，右手食指、中指夹患侧拇指近节，同时拇、食指握余四指牵引，并徐徐向掌侧屈腕至最大限度，左手拇、中指对抗，按压推搋尺桡骨茎突部，伸屈腕关节数次，再摇腕、弹大鱼际筋，弹拨有关麻筋及拨指。日1次，3次为1个疗程。

【功效】疏通经络，通畅气血。

【适应证】**腕管综合征（痰瘀痹阻型）**。症见：腕关节疼痛酸麻，或有肿胀，关节肿痛，屈伸不利。舌质紫暗苔白腻，脉细涩。

【疗效】治疗腕管综合征63例，经1～3个疗程治疗后，治愈（局部无肿胀，无压痛，手指麻痛消失，功能恢复正常）54侧，好转（肿痛消退或减轻，手指麻痛减轻，活动稍有不适）9例，总有效率100%。

【来源】徐永东，詹欢腾，张新武，等．手法配合中药熏洗治疗腕管综合征63例报告．医学创新研究，2008，5（30）：118

张氏熏洗方

制乳香15g 没药15g 透骨草30g 伸筋草30g 桂枝30g 威灵仙30g 海桐皮20g 鸡血藤20g 川芎30g

【用法】上药加水2000ml，煮沸后以蒸汽熏手腕（保护距离，谨防烫伤）15分钟，再将汤药倒入盆中，把患腕放于盆上，用浴巾覆盖熏蒸，药液温度降低后，把患腕放进药液中浸泡，并用药渣热敷患处，每日2次，每剂2日，每次30分钟。治疗期间局部制动：用护腕固定腕部于功能位，让腕关节充分休息，以限制肌腱、神经与韧带反复摩擦。

【功效】祛风除湿，舒筋通络。

【适应证】**腕管综合征（风寒湿痹型）**。症见：腕关节疼痛酸麻，或有肿胀，遇阴雨寒冷则疼痛加剧，得热痛减，口淡不欲饮或喜热饮。舌质淡苔白腻，脉弦紧。

【疗效】治疗腕管综合征23例，随访时间为2个月～1年，优13例（均为早期诊治病例），良5例（早期发病者2例。中期3例），中4例（均为中期病例），差1例（为晚期病例。最终选择手术治疗）。

【来源】张媛，李森，谢发清．中药熏洗治疗腕管综合征23例疗效分析．内蒙古中医药，2011，30（16）：3

黄芪桂枝五物汤合针灸

生黄芪 薏苡仁各30g 桂枝 当归 川芎 赤芍 防风各10g 徐长卿 广地龙各15g 生地20g 炙甘草6g

【用法】水煎服，每天2次，每日1剂。

针刺：取内关、大陵及腕管周围阿是穴。操作：用0.25mm×40mm毫针，按压针刺，进针宜慢，出现酸胀为宜，留针30分钟，每日1次，10次为1个疗程。

【功效】温补阳气，养血活血。

【适应证】**腕管综合征（久病正虚型）**。症见：腕关节节疼痛酸麻，时轻时重，腰膝软痛，形瘦无力。舌质淡，脉沉细无力。

【疗效】治疗腕管综合征50例，痊愈40例，显效5例，无效5例，有效率为90%。

【来源】吴小明．针药结合治疗腕管综合征 50 例．浙江中医杂志，2009，44（2）：130

❀ 辛氏熏洗方合手法

两面针 30g　半枫荷 30g　宽筋藤 30g　红花 15g　姜活 15g　桂枝 15g

【用法】将上药置于瓦盆中放水浸过药面，稍浸泡后再煎半小时即可，先将患腕部置于药盆之上，取其药汽热熏，待药液温度适中时再去渣用小毛巾将药液淋敷于患部，进行热敷热洗。每日 1 剂，反复多次使用，6 剂为 1 个疗程。

手法治疗：患者取坐位，前臂伸直平放，术者以一手腕大鱼际肌在患者前臂、腕关节及掌部充分进行轻揉理筋手法，使患者局部软组织完全放松，血运改善，时间一般掌握在 10 分钟，然后用左手拇指、中指夹于患侧腕之两侧，右手示指、中指夹患侧拇指近节，同时拇、示指握余四指牵引，并徐徐向掌侧屈腕至最大限度，左手拇、中指对抗按压推搓尺挠骨茎突部，伸屈腕关节数次结束治疗。

【功效】活血祛风，舒筋通络，消肿止痛。

【适应证】**腕管综合征（风寒湿痹型）**。症见：腕关节疼痛酸麻，或有肿胀，遇阴雨寒冷则疼痛加剧，得热痛减，口淡不欲饮或喜热饮。舌质淡苔白腻，脉弦紧。

【疗效】治疗腕管综合征 32 例。治愈 8 例，占 25%；显效 15 例，占 47%；有效 9 例，占 28%。

【来源】辛艺铭，张悦，王菲．手法配合中药外洗治疗腕管综合征临床体会．按摩与康复医学，2012，3（1）：54

第六节　髋关节滑膜炎

髋关节滑膜炎，又称一过性髋关节滑膜炎，是儿童常见的下肢疾患，表现为跛行（避痛步态）、疼痛，多伴有上呼吸道感染、轻度外伤、活动过多和运动不适等诱因。本病病因至今尚不清楚，感染、外伤，对细菌、病毒的抗原、抗体反应、变态反应都可能与本病有关。发病年龄多为 4~10 岁儿童，5 岁左右最常见，个别成人也可发病。

本病诊断要点：①好发于 3 髋~7 岁儿童，发病急，明显全身症状。②髋关节疼痛，跛行或表现为不愿行走。③患肢假性变长在 2cm 以内，髋关节前方压痛，腹股沟轻度肿胀，髋关节屈曲，内收旋转等有抵抗，4 字试验阳性。④X 线检查骨盆向患侧倾斜，髋关节囊肿胀，关节间隙增宽，无骨质破坏。⑤血白细胞总数及血沉偶见增高。

髋关节滑膜炎属于中医学痹证范畴，为损伤引起经脉痹阻，湿浊流注关节所致。伤后关节内积血积液，瘀而化热，湿热相持，使关节发热肿胀，筋肉拘挛，关节活动障碍。正如《医宗金鉴·正骨心法要旨》所说的："若素受风寒湿气，再遇跌倒损伤，瘀血凝结，肿硬筋翻，足不能直行。"风寒侵袭加外伤可导致筋强（血瘀凝结，僵硬强直），筋结（气血凝滞，局部肿胀结块），筋阻（瘀血阻滞，组织痉挛或变性），筋萎（肌筋功能减弱，萎软无力），筋柔（关节松迟乏力）。所以治疗应着重辨证施治，急则治其标，缓则治其本。急性损伤初期，多有瘀血内阻，湿热下注，治疗应以活血利湿为原则。

🪷 活血利湿通络汤

益母草 15g　地龙 9g　黄柏 9g　柴胡 9g　赤芍 12g　白芍 12g　川牛膝 15g　青风藤 15g　忍冬藤 15g　鸡血藤 15g　茯苓 10g　薏苡仁 30g

【用法】水煎服，每天 2 次，每日 1 剂，7 日为 1 个疗程。上药渣再加水煎至沸后，先用热汽熏蒸患处，待水温适可后可坐浴，用药液及药渣浸泡患处，或用纱布浸药液擦洗，注意勿烫伤皮肤。每日 2 次，每次 30 分钟，7 天为一疗程。

【功效】活血利湿，通络止痛。

【适应证】髋关节滑膜炎（瘀血内阻，湿热下注）。症见：关节疼痛，沉重乏力，肿胀触之有海绵感或波动感，关节屈伸不利，舌淡苔白腻，脉濡缓。

【临证加减】急性创伤关节内积液积血肿胀者，在利湿的基础上重用活血之品，可加桃仁 6g、红花 6g、当归 9g；实验室检查白细胞增高者，加金银花

15g、蒲公英9g、紫花地丁9g；慢性损伤挟风湿者加羌活6g，独活6g，防风6g。

【疗效】治疗髋关节滑膜炎50例，治疗时间最短7天，最长30天，平均14天。痊愈48例，占96%，无效2例，占2%。

【来源】万富安．儿童髋关节滑膜炎的中医药治疗．中国中医骨伤科杂志，2003，11（2）：36

王氏活血方合关节冲洗

苍术9g　薏苡仁15g　当归9g　赤芍9g　川牛膝9g　益母草12g黄柏9g　车前子12g　忍冬藤12g

【用法】水煎服，每天2次，每日1剂，10天为1个疗程。

【功效】活血化瘀，清热利湿。

【适应证】髋关节滑膜炎（湿热瘀阻型）。症见：髋关节疼痛，局部灼热红肿，得冷稍舒，痛不可触，多兼有发热、恶风、口渴、烦闷不安。苔黄腻，脉滑数。

【临证加减】初期有恶风者加羌活6g，防风6g；关节肿痛属急性损伤者加桃仁9g，红花9g，泽兰9g；伴有发热者加金银花12g，蒲公英12g；关节疼痛缓解后加地龙9g，鸡血藤12g。

【疗效】治疗髋关节滑膜炎56例，治疗时间最短6天，最长18天，平均11天。关节抽液冲洗1次12例，2次36例，3次8例。治愈（关节肿痛消失，双下肢等长，髋关节活动自如，功能恢复正常，行走无不适感，随访半年无复发）52例，好转（关节肿痛不明显，但行走时有疼痛，关节功能轻度障碍，患肢假性延长2cm内）4例，经随访2个月内症状、体征消失，无复发。

【来源】王敖庚．中药配合关节冲洗治疗小儿髋关节滑膜炎56例报告．中医正骨，2004，16（7）：40

桃红四物汤加味

当归10g　川芎6g　赤芍9g　生地12g　桃仁9g　红花9g　香附9g　青皮6g　䗪虫6g

【功效】活血化瘀，行气止痛。

【适应证】**髋关节滑膜炎（气滞血瘀型）**。多为急性起病，症见髋关节疼痛，内旋、外展及伸直受限，跛行明显，腹股沟处压痛，骨盆正位 X 线片排除骨折。

【用法】水煎服，每天 2 次，每日 1 剂，7 天为 1 个疗程。

【临证加减】痛甚者加元胡 9g，制乳香、没药各 6g。

【来源】刘召勇．中医辨证治疗儿童暂时性髋关节滑膜炎．中医正骨，2007，19（2）：36

蠲痹汤加味

羌活 12g　姜黄 9g　当归 12g　赤芍 6g　黄芪 15g　防风 6g　炙甘草 3g　生姜 3 片

【用法】水煎服，每天 2 次，每日 1 剂，7 天为 1 个疗程。

【功效】活血化瘀，行气止痛。

【适应证】**髋关节滑膜炎（风寒湿痹型）**。症见：发作时髋疼痛持续时间较长，偶有低热，舌质淡红，苔白或黄厚腻，脉浮或滑数。髋区饱满，压痛明显，患肢屈曲、外展、外旋位畸形，躯干明显向患侧倾斜，跛行，甚则难行，患侧肢体较健肢长约 1.5～2.5cm。

【临证加减】发热者加金银花 6g、蒲公英 9g；肿痛重者加桃仁 6g、红花 6g、泽兰 9g。

【来源】刘召勇．中医辨证治疗儿童暂时性髋关节滑膜炎．中医正骨，2007，19（2）：36

十全大补汤加味

生地　熟地各 15g　生黄芪 15g　炒白术 10g　茯苓 12g　党参 12g　当归 12g　川芎 9g　白芍 9g　肉桂 3g　炙甘草 3g　川续断 12g　怀牛膝 9g　怀山药 12g

【用法】水煎服，每天 2 次，每日 1 剂，7 天为 1 个疗程。

【功效】补肝肾，益脾胃。

【适应证】**髋关节滑膜炎（脾肾不足型）**。症见：纳差、厌食，髋部隐痛，活动时明显，不能着力，摇摆步，疼痛有时两髋交替出现，舌质干红少苔，脉弦细。

【来源】刘召勇．中医辨证治疗儿童暂时性髋关节滑膜炎．中医正骨，2007，19（2）：36

舒筋通络汤

当归12g　川芎　防风6g　羌活6g　杜仲9g　牛膝9g　海桐皮6g　赤芍9g　桃仁3g　伸筋草6g

【功效】活血散瘀，通络消肿。

【适应证】髋关节滑膜炎（气滞血瘀型）。症见：关节肿胀稍痛，按之有漂浮感，屈伸活动不利，神疲乏力，舌紫暗或有瘀斑，脉涩。

【用法】水煎服，每天2次，每日1剂。药渣续加水煎20分钟取汁外洗髋部，每天3～4次，7天为1个疗程，治疗1～2个疗程，同时患肢制动，禁下地负重。

【临证加减】肿胀明显者，加薏苡仁、苍术、泽泻；疼痛明显者，加制乳香、威灵仙；发热者，加知母、生地、连翘。

【疗效】治疗髋关节滑膜炎62例。治愈50例，好转12例。

【来源】贺灵慧．自拟舒筋通络汤治疗小儿髋关节滑膜炎．江西中医药，2005，36（3）：40

何氏逐阴散

草乌15g　官桂12g　陈艾15g　当归12g　白芷12g　赤芍12g　郁金9g　紫荆皮12g　川芎12g

【用法】将上述中药放入盆中，加水煎取2.5L左右药汁，待水温稍凉，用毛巾反复温敷患髋，每天2次，每次30分钟，3天为一疗程。

【功效】活血化瘀，温经散寒，通络止痛。

【适应证】髋关节滑膜炎（风寒痹阻型）。症见：关节肿胀、疼痛、活动不利，畏风寒，舌淡苔白，脉弦紧。

【疗效】治疗髋关节滑膜炎50例全部临床治愈。治疗时间最长12天，最短3天，平均5天。随访时间最长6月。最短1月，平均3月。

【来源】邬强，王建伟.外敷中药治疗小儿髋关节一过性滑膜炎50例.四川中医，2008，26（5）：97

单方白茅根汤合舒筋方熨烫

单方白茅根汤：新鲜白茅根150g（如为干白茅根则加量至200g）

舒筋方熨烫：田基黄30g　土荆芥10g　麝香1.5g　刘寄奴15g
伸筋草30g　威灵仙15g　苏木20g　五加皮15g　透骨草15g　夹竹桃15g　苍术15g　艾叶15g

【用法】将单方白茅根汤洗净，加水500ml，中火煮沸再用文火煮10分钟后倒出，待凉后取汁450ml，分3次服，日1剂。

将舒筋方用小布袋包好，封口。用水浸泡15分钟，而后蒸之（可用微波炉，中火加热4分钟），待水开约15分钟药味浓，取出药包并用毛巾包裹，熨烫患侧髋关节。每次熨烫30分钟，日2次，每个药包可使用2次。注意药包的温度及接触皮肤的时间，以患者能耐受为度，如果觉得太热则暂时移开，避免烫伤。

【功效】驱风利湿，行痹痛，舒筋活络。

【适应证】**髋关节滑膜炎（湿注关节型）**。症见：关节疼痛，沉重乏力，肿胀触之有海绵感或波动感，关节屈伸不利，舌淡苔白腻，脉濡缓。

【疗效】治疗髋关节滑膜炎35例，治疗时间1～3天，全部治愈，平均治愈时间2天。从发病到治愈，病程最短2天，最长5天，平均3天。病程明显缩短，最大程度减少患者的痛苦。

【来源】罗佳龙.单方白茅根汤配合自拟舒筋方熨烫治疗髋关节一过性滑膜炎.广西中医，2004，23（5）：33

第七节　梨状肌综合征

梨状肌综合征是一种由梨状肌损伤引起，以骶髂关节区疼痛，坐骨切迹和梨状肌痛较重，放射到大腿后外侧，引起行走困难、跛行为主要表现的综合征。常由于间接外力如闪、扭、下蹲、跨越等使梨状肌受到牵拉而致损伤，引起局部充血、水肿、肌束痉挛，刺激或压迫坐骨神经，从而导致相应的临床症状。又称坐骨神经臀部出口综合征。

本病的诊断要点主要包括：①有外伤史，如闪、扭、跨越、负重下蹲等，部分患者有受凉史；②臀部深层疼痛，且有紧缩感，可沿坐骨神经分布区域出现下肢放射痛。患侧下肢不能伸直，自觉下肢短缩，步履跛行，或呈鸭步移行；③检查可见梨状肌体表投影区深层有明显压痛，压痛点扩散到坐骨神经分布区域；在梨状肌处可触及条索样改变或弥漫性肿胀的肌束隆起，日久可出现臀部肌肉松软、萎缩；④患侧下肢直腿抬高试验，在60°以前疼痛明显，超过60°时，疼痛反而减轻；梨状肌紧张试验阳性；⑤肌电图检查可辅助诊断。

梨状肌综合征属于中医学痹证范畴，多因跌仆扭伤，劳累闪挫，致局部气血瘀滞，或因肝肾不足，复感风寒湿邪，经络瘀滞，气血运行受阻，不通则痛，从而引发本病。

🌸 归芪独寄汤

全当归 10g　生黄芪 30g　独活 12g　桑寄生 15g　炒白芍 15g　炙甘草 10g　制附子 10g　官桂 6g　制乳香 10g　制没药 10g

【用法】用清水浸泡 20 分钟武火煮沸文火煎 10 分钟左右，水煎 2 次取500ml，早晚分 2 次温服，10～20 天为 1 个疗程。

【功效】温经散寒，祛风除湿。

【适应证】**梨状肌综合征（寒湿阻络型）**。症见：臀部隐痛或冷痛，疼痛每遇阴冷天加重，关节屈伸不利，大腿后侧至小腿疼痛麻木，喜热畏寒，舌淡苔白，脉弦滑。

【临证加减】久伤瘀滞加桃仁 10g，䗪虫 10g；阳虚冷者加炒杜仲 12g，鹿角霜 10g。

【疗效】治疗 32 例，痊愈 23 例，显效 5 例，有效 3 例，无效 1 例，总体有效率 96.87%。

【来源】刘加宽. 归芪独寄汤治疗梨状肌综合征 32 例. 河北中西医结合杂志，1998，7（11）：1789－1790

石氏逐痰通络汤

　　牛蒡子9g　僵蚕9g　白芥子9g　炙地龙9g　泽漆9g　制南星9g　金雀根9g　全当归9g　丹参12g　川牛膝12g　生甘草6g

【用法】日1剂，水煎2次取汁400ml分早晚2次口服。10天为1个疗程。

【功效】逐痰利水，活血通络。

【适应证】梨状肌综合征。

【临证加减】若湿热内停，小便色黄，舌质偏红，苔黄腻者，可加苍术、黄柏、萆薢、木通、土茯苓等专走下肢的清利湿热之品；气阳两虚见形寒肢凉，神疲气怯，舌胖有齿痕者，加附子、肉桂、黄芪、细辛等以温阳散寒，益气镇痛；年老体虚伴腰膝酸软者，加杜仲、骨碎补、牛膝、续断等以补肾壮骨强腰膝；若系女性，伴冲任不和，月水不调者宜加赤芍、白芍、阿胶、艾叶、香附等温经养血，理气止痛。

【疗效】治疗52例，治愈41例，好转8例，无效3例，总有效率94.2%。

【来源】梅立鹤. 梨状肌综合征的中医治疗. 甘肃中医学院学报，2010，27（2）：41-42

鹿地五虫汤

　　鹿角胶10g（烊冲）　　熟地15g　䗪虫10g　蜈蚣2条　全蝎5g　穿山甲10g　广地龙15g　川牛膝　怀牛膝各10g　杜仲10g　细辛5g　元胡10g　炒白芍30g

【用法】水煎服，日1剂，头煎30分钟取汁200ml，再煎20分钟取汁200ml，两煎混合早晚各1次口服，10天为1个疗程。

【功效】祛风散寒除湿，兼补肝肾。

【适应证】梨状肌综合征（加减治各种类型）。

【临证加减】外伤血瘀证，加三七、苏木、赤芍等；风寒湿痹阻证，加羌、独活、制川、草乌、海风藤、木瓜、五加皮等；湿热痹阻证，减白芍、熟地，加苍术、黄柏、防己、薏苡仁、蚕沙、连翘等；气虚瘀阻证，加黄芪、赤芍、王不留行、香附等；肾虚偏肾阳不足证，加淮山药、山茱萸、枸杞子、附子、肉桂、菟丝子等；肾虚偏肾阴不足证，加龟板、巴戟天、锁阳、知母、黄柏、山茱萸等。

【疗效】治疗 36 例，好转 36 例，总有效率为 100%。

【来源】颜永潮. 鹿地五虫汤治疗梨状肌综合征经验. 江西中医学院学报，2002，14 (2)：47

伸筋汤

当归 15g　葛根 15g　红花 10g　白芍 30g　元胡 12g　制乳香 10g 制没药 10g　鸡血藤 30g　桂枝 12g　制川乌 10g　制草乌 10g　威灵仙 30g　穿山甲 12g　甘草 10g　川牛膝 15g　大枣 10 枚

【用法】日 1 剂，水煎 2 次取汁 400ml 分早晚 2 次口服。15 天为 1 个疗程，共约 1～3 个疗程。

【功效】活血化瘀，舒筋通络止痛。

【适应证】**梨状肌综合征（寒湿阻络型）**。症见：臀部隐痛或冷痛，疼痛每遇阴冷天加重，关节屈伸不利，大腿后侧至小腿疼痛麻木，喜热畏寒，舌淡苔白，脉弦滑。

【疗效】治疗 61 例，治愈 57 例，好转 4 例，无效 0 例，总有效率为 100%。

【来源】余新明. 伸筋汤治疗梨状肌综合征 61 例. 江苏中医，1998，19 (11)：32

活血解痉汤

当归 15g　红花 9g　牛膝 9g　川芎 10g　元胡 10g　白芍 36g　续断 15g　泽兰 15g　五加皮 15g　木瓜 15g　木香 7g　甘草 6g

【用法】水煎服，日 1 剂，头煎 30 分钟取汁 200ml，再煎 20 分钟取汁 200ml，两煎混合早晚各 1 次口服，共治疗 6～21 天。配合手法治疗效果更佳。

手法治疗：患者俯卧位，医者先用掌揉法揉患者臀部、下肢后外倒，反复 3 次，然后用拇指点按阿是穴、环跳、承扶、殷门、委中、承山等穴 2 次，接着用肘压患侧梨状肌，行分筋、理筋 3～5 次，再行掌揉法 1 次患者改侧卧，患侧在上，屈伸患侧髋、肘关节 6～7 次。最后，用捋顺手法自臀部至下肢后外侧捋 5 次，手法结束，整套手法 15～30 分钟，每日 1 次。

【功效】行气活血，舒经通络。

【适应证】**梨状肌综合征（寒湿阻络型）**。症见：臀部隐痛或冷痛，疼痛每遇阴冷天加重，关节屈伸不利，大腿后侧至小腿疼痛麻木，喜热畏寒，舌淡苔白，脉弦滑。

【疗效】治疗 46 例，痊愈 45 例，好转 1 例，总有效率 100%。

【来源】姚远.手法配合自拟活血解痉治疗梨状肌综合征 46 例.广西中医药，2000，23（1）：9

舒痹止痛汤

生黄芪 30g　桂枝 10g　当归 10g　白芍 15g　制川乌 6g（先煎）制草乌 6g（先煎）　川牛膝 10g　雷公藤 10g（先煎）　杜仲 10g　炙蜈蚣 2 条　炙甘草 10g

【用法】水煎服，日 1 剂，头煎 30 分钟取汁 200ml，再煎 20 分钟取汁 200ml，两煎混合早晚各 1 次口服。

【功效】益气养血，散寒止痛，祛风除湿，舒筋通络。

【适应证】**梨状肌综合征（加减治各种类型）**。

【临证加减】痛甚，局部发凉者，加细辛、重用制川草乌；全身稍冷，肾阳虚者，加肉桂、川断；拘挛擎痛，屈伸不利者，重用白芍、甘草、加宣木瓜；患肢沉重酸痛，湿邪明显者，加防己、独活、薏苡仁；外伤者，加、红花、乳香、没药；病程日久，顽痛不已，麻本者，加全蝎、鸡血藤、重用蜈蚣。

【疗效】治疗 48 例，痊愈 31 例，有效 16 例，无效 1 例，总有效率 97.9%。

【来源】蔡文辉.舒痹止痛汤合手法治疗梨状肌综合征 48 例.江苏中医，1995，16（11）：32

血府逐瘀汤

当归尾 15g　生地黄 15g　桃仁 9g　红花 6g　甘草 3g　赤芍 10g牛膝 9g　乳香 9g　没药 9g　地龙 12g　羌活 12g

【用法】水煎服，日 1 剂，头煎 30 分钟取汁 200ml，再煎 20 分钟取汁 200ml，两煎混合早晚各 1 次口服，14 天为 1 个疗程。

【功效】活血化瘀，行气止痛。

【适应证】梨状肌综合征（寒凝血瘀型）。症见：臀部刺痛，痛有定处，动则痛甚，遇阴冷天加重，关节活动不利，舌暗或有瘀斑，脉弦或沉涩。

【临证加减】若肢体发凉，畏冷，遇寒加重，舌淡苔薄腻，脉沉紧，加干姜、制附子；酸痛重着，肢体麻木，舌淡苔薄腻，脉濡数，遇到阴雨冷天往往症状加重，加木瓜10g、防己10g；臀及腿有灼痛感，舌红苔黄腻，脉滑数，加龙胆草5g、栀子12g、黄芩12g；臀部酸痛，腿膝乏力，加独活10g、桑寄生15g、杜仲10g、狗脊15g。

【疗效】治疗84例，痊愈28例，好转48例，无效8例，总有效率90.5%。

【来源】陈明雄. 中西医结合治疗梨状肌综合征疗效观察. 河南中医, 2004, 24 (11)：62

❀ 桃红四物汤

桃仁15g　红花10g　赤芍10g　生地15g　熟地15g　当归15g　丹皮10g　川芎15g　木香10g　元胡15g　川楝子10g　香附15g　乳香15g　没药15g　丹参20g

【用法】每日1剂，水煎服，每天早晚各1次，每次口服200ml。连服7剂为1个疗程，配合局部封闭，一共2个疗程。

【功效】活血祛瘀，理气止痛。

【适应证】梨状肌综合征（寒凝血瘀型，加减可治其他类型）。症见：臀部刺痛，痛有定处，动则痛甚，遇阴冷天加重，关节活动不利，舌暗或有瘀斑，脉弦或沉涩。

【临证加减】偏于寒湿者加附片、木瓜、防己；偏于湿热者加黄柏，知母；肝肾亏虚者加桑寄生、杜仲、狗脊、续断。

【疗效】治疗55例，痊愈44例，有效8例，无效3例，总有效率94.5%。

【来源】侯海林，郑晓峰. 桃红四物汤加减治疗梨状肌综合征55例观察. 甘肃中医, 2002, 15（4）：42

❀ 蠲痹消痛汤

黄芪20g　当归20g　桂枝29g　赤芍30g　白芍30g　独活15g　桃仁10g　红花10　威灵仙30g　牛膝20g　乌梢蛇20g　木瓜20g　甘

草 10g 生姜 3 片

【用法】水煎服，每天 2 次，每日 1 剂。服药期间忌食生冷油腻、辛辣食物，10 天为 1 个疗程。

【功效】祛风散寒除湿，蠲痹止痛。

【适应证】**梨状肌综合征**。

【临证加减】掣痛甚者加蜈蚣 3 条、全蝎 5g；湿盛身重者加苍术 20g、白术 20g；气滞者加青皮 15g；气血亏虚者加党参 30g、鸡血藤 20g、加黄芪至 40g，去赤芍；兼湿热者加薏苡仁 20g、豨莶草 20g，去桂枝。

【疗效】治疗 36 例，痊愈 23 例，好转 9 例，未愈 4 例，总有效率 88.89%。

【来源】邹世海，孙志兴. 自拟蠲痹消痛汤治疗梨状肌综合征 36 例. 中医药学报，2005，33（3）：16

三藤活络汤

安痛藤 15g 海风藤 15g 青风藤 15g 丹参 10g 当归 10g 制乳香 8g 制没药 8g 独活 10g 桑寄生 15g

【用法】水煎服，日 1 剂，头煎 30 分钟取汁 200ml，再煎 20 分钟取汁 200ml，两煎混合早晚各 1 次口服，1 个月为 1 个疗程。

【功效】祛风通络，祛瘀止痛。

【适应证】**梨状肌综合征**。

【临证加减】偏风寒湿为主，症见疼痛遇寒加重，肢体发凉，或麻木酸痛，舌淡红，苔薄腻，脉沉紧者，加路路通、鹿衔草、制川乌、杜仲等；偏湿热为主，伴有臀部灼热，关节重着，舌质红，苔黄腻，脉滑数者，加苍术、黄柏、川牛膝、豨莶草等；若久病痛甚加蜈蚣。

【疗效】治愈：臀腿痛消失，梨状肌无压痛，功能恢复正常 27 例；好转：臀腿痛缓解，梨状肌压痛减轻，但长时间行走仍痛 14 例；未愈：症状体征无改善 4 例。总有效率为 91%。

【来源】刘双穗，饶素华. 自拟三藤活络汤治疗梨状肌综合征 45 例. 辽宁中医药大学学报，2008，10（6）：106

🌸 独活寄生汤

独活15g　防风10g　桂枝10g　川芎10g　茯苓15g　党参10g

桑寄生30g　当归10g　熟地10g　杭芍10g　杜仲20g　川牛膝15g

秦艽10g　甘草10g　细辛3g

【用法】水煎服，每天2次，每日1剂。配合电针治疗效果更佳。

【功效】散寒除湿，温经通络止痛。

【适应证】梨状肌综合征（加减治各种类型）。

【临证加减】气滞血瘀加鸡血藤20g、皂角刺10g；寒湿痹阻加川乌20g（开水先煎3小时不麻为度）、千年健10g、伸筋草10g；肝肾不足，加狗脊15g、骨碎补20g。

【疗效】治疗53例，痊愈30例，显效18例，无效5例，总有效率90.57%。

【来源】赵永祥. 电针加独活寄生汤治疗梨状肌综合征53例. 云南中医中药杂志，2004，25（5）：62－63

第八节　髌骨软化症

髌骨软化症，又称髌骨软骨软化症、髌骨软骨炎。髌骨软骨软化是一种中老年多发的退行性膝关节病变，是常见的膝关节慢性劳损性疾病，是一种由各种原因导致髌骨关节软骨发生退变而引起膝部疼痛无力的疾病。主要病理变化是软骨的退行性改变，包括软骨的肿胀、碎裂、脱落，最后可引起股骨髁的对应部位也发生同样的病变。从而导致髌股关节骨性关节炎。据调查发现，髌骨软化症患病率达36.2%，且女性发病率高于男性。

本病的诊断要点是：①症状：膝关节内隐痛、酸胀、乏力，逐渐加重至膝内疼痛。活动及半蹲位时尤甚，下楼时表现艰难痛苦，关节有弹响及摩擦感，行走呈小步，有股四头肌萎缩现象，还可伴有关节积液。②检查：髌骨两侧偏后外处压痛，膝半蹲及下蹲困难，挺髌试验阳性，股四头肌张力差，髌骨边缘有触痛感。③X线征象：髌骨边缘骨质增生，软骨表面有囊状吸收区，骨硬化改变及粗糙不平，髌骨关节间隙狭窄，关节中可见"关节鼠"，髌骨位置外移。

髌骨软骨软化症与腰膝部位的长期劳累、过度的活动、潮凉的环境有着密切的关系，由于髌软骨的长期损伤性变，膝关节压力分布不均，使软骨周围的微循环发生障碍，加上损伤后自身修复变化多发生在表面，初期造成软骨面破碎、水肿、渗出、增粗、钙化、脱落、凹凸不平及髌骨的移位，继而出现裂痕加深、破碎坏死脱落，逐步使损伤面扩展，直至软骨下骨质显露，在软骨面被破坏的同时，还有组织自身修复所造成的增生等病理变化。

中医学认为，髌骨软骨软化症的发生主要是由于肝肾虚损，筋脉失养，加之寒湿侵袭，阻滞经络，脉络瘀阻，关节失去濡润所致。以肝肾亏虚、筋骨俱损为本，寒湿阻滞经络为标，治疗当以散寒除湿通络、补益肝肾为主。

六味四虫汤

熟地 20g　淮山 10g　茯苓 15g　丹皮 10g　泽泻 10g　山茱萸 10g　地龙 10g　䗪虫 6g　全虫 5g　蜈蚣 1 条

【用法】水煎服，每天 2 次，每日 1 剂。药渣煎水行双膝关节熏洗，每天 2 次。

【功效】补肾壮骨，养肝濡筋，益气补血，通经止痛。

【适应证】**髌骨软化症（肝肾不足，气血亏虚型）**。症见：膝关节隐痛、酸胀、乏力。或伴腰痛绵绵、酸软不止，喜按喜揉，遇劳更甚，常反复发作。形体消瘦，舌淡，脉沉细。

【临证加减】寒甚者加制川乌、白芥子；痛甚者加元胡、海桐皮；便秘者加火麻仁或熟大黄；气血亏虚者加黄芪、当归；热甚者加黄柏、赤芍；湿甚者加木瓜。

【疗效】本组病例有效率 97.2%，优 51 例，良 55 例，无效 3 例。

【来源】侯荣桂．何进阶主任医师六味四虫汤治疗髌骨软化症的临床疗效验证．医药前沿，2012，(23)：328

熏敷方合手法

骨碎补 15g　鸡血藤 20g　牛膝 15g　威灵仙 15g　伸筋草 15g　透骨草 15g　木瓜 12g　鹿衔草 12g　续断 12g　枸杞 15g　当归 12g

【用法】每日 1 剂，10 剂为 1 个疗程。每次将药渣装入纱布袋内，加水 2000ml 煮沸 20 分钟后加入少黄酒，趁热先熏后洗，并用药袋热敷患膝，每日 1 次，每次 20 分钟。

手法治疗：患者仰卧位，主要有以下六种方法。①推髌法：医者位于其患侧，双手叠掌置于患膝上，按于髌骨使之随术者之手作双向环形运动，每运行数次用力按压 1 次，共需操作数十次；②提髌法：术者五指分开抓住髌骨边缘，垂直用力捏提，反复抓捏数十次；③分髌法：术者用一手拇指与中指分别置于髌骨两侧，沿髌股韧带之间上下分离滑动数十次；④弹股法：术者用双手在患侧髌骨上方拿提股四头肌及肌腱，反复操作多次，以增强股四状肌肌力，促进肌萎缩的恢复；⑤运膝法：为膝关节放松手法。术者一手握住整肢的踝关节，另一手托住腘窝，嘱患者放松整肢，做患膝被动屈伸活动，反复数次；⑥点穴法：选患肢血海、梁丘、膝眼、伏兔、足三里等穴用膝周搽、揉手法以缓解手法反应，增强疗效。3 日 1 次，7 次为 1 个疗程。

【功效】活血消肿，通络止痛。

【适应证】髌骨软化症（气滞血瘀型）。症见：膝关节外伤后疼痛肿胀，可见瘀斑，膝关节活动时疼痛加剧，舌紫暗或有瘀点，脉细涩或结代。

【疗效】本组 38 例，经 2 个疗程后，按上述标准评定，痊愈 10 例，显效 11 例，有效 10 例，无效 7 例，总有效率 81.5%。

【来源】汪传福. 手法配合中药熏敷治疗髌骨软化症 38 例. 现代中西医结合杂志，2001，10（17）：1678－1679

逐痹通络汤合手法

川乌 15g　草乌 15g　白芷 15g　独活 20g　木瓜 30g　透骨草 30g
伸筋草 30g　桂枝 15g　艾叶 12g　川椒 30g　细辛 10g

【用法】先用米醋将中药浸泡 8～12 小时（以遮没药面为度），再加水淹没药面 3～4cm，文火煮沸，首次需煮沸 20～30 分钟后撤火，开始用蒸汽熏患肢，待水温降至 60℃左右，用毛巾蘸取药液或连同药渣外敷患处，若水温降至 30℃，则重新加温，每日早晚各 1 次，每次 30～60 分钟，每剂中药使用 3～5 天。

手法治疗：患者仰卧，先以搽法放松股四头肌及髌骨周围软组织，再用大鱼际按揉髌骨及周围，然后用一指禅点压伏兔、犊鼻、足三里及阿是穴，最后屈伸膝关节，并行按揉捋筋手法结束。

【功效】温经散寒，祛风除湿。

【适应证】**髌骨软化症（寒湿痹阻型）**。症见：膝关节冷痛、重着，痛有定处，屈伸不利，日轻夜重，遇寒痛增，得热则减，或痛处有肿胀，舌质胖淡，苔白腻，脉弦紧，弦缓或沉紧。

【疗效】本组 58 例，症状均明显改善。

【来源】陈明光，郑锡忠，张继发，等．外用中药加手法治疗髌骨软化症．中医正骨，2002，14（4）：45 - 46

🪷 二草二皮汤

伸筋草　透骨草　五加皮　海桐皮　苏木　桂枝　川牛膝各20g　桃仁　红花　制川乌　制草乌各10g

【用法】将上述药材打成粗末，每次用白酒 100ml 拌匀，装入大小合适的棉质布袋，扎紧袋口，置笼屉上水开后蒸 20 分钟，热敷患膝，每次 40 分钟，每天 2 次，2 天 1 剂，连用 5 天休息 1 天。

【功效】温经散寒，活血通络。

【适应证】**髌骨软化症（寒凝血瘀型）**。症见：膝关节冷痛、重着，痛有定处，屈伸不利，日轻夜重，遇寒痛增，得热则减，或痛处有肿胀，舌质胖淡，苔白腻，脉弦紧，弦缓或沉紧。

【疗效】共治疗 30 例，经过 1 个疗程治疗，治愈 4 例，好转 24 例，未愈 2 例，总有效率93.33%。

【来源】张云彬．筋骨痛消丸内服与二草二皮汤外用配合西药治疗髌骨软化症疗效观察．陕西中医，2012，33（4）：436 - 437

第九节　胫骨结节骨软骨炎

胫骨结节骨软骨炎是较为常见的一种运动损伤，尤其在青少年运动员中更为普遍，一旦形成就会严重影响运动及日常活动。胫骨结节骨骺约 11 ~ 13 岁出现，约 17 ~ 18 岁与股骨近端骨骺融合。骨骺在股骨前上方，向下延伸呈舌状，覆盖胫骨近侧干骺端前方，是髌骨下股四头肌腱的附着处。反复多次的轻外伤及髌下股四头肌腱的强力牵拉是本病的主要原因。以男性青少年多见。

本病诊断要点：①多发于胫骨结节骨骺未融化又喜欢运动的青少年；②常为双侧受累，绝大多数患者发病前有剧烈运动或外伤史；③膝关节前下方（即胫骨结节处）酸痛，肿胀，当膝关节频繁运动时疼痛加重，甚至下蹲或下楼时疼痛明显；④胫骨结节增大，局部软组织肿胀，压痛明显，抗阻力伸直小腿可使疼痛加剧；⑤X线摄片检查：胫骨结节之舌状突起部骨质致密，骨骺外形不规则，甚至裂成数块。

本病属于中医学"筋伤"的范畴，《杂病源流犀烛》提到"筋急之源，由血脉不荣之故也"。又云："跌仆闪挫，卒然身受，由内外气血俱病也。"由此可见，创伤后伤肢关节不能活动而致骨关节失动，气滞血瘀，经脉闭阻，津液运行不畅，骨节凝滞粘连，关节僵硬强直。

治疗首先要减少膝关节剧烈活动，症状会缓解或减轻。有明显疼痛者，可辅以理疗、镇痛药物应用或关节短期制动，多能奏效。治疗用药期间禁饮各种酒类、浓茶及绿豆汁；禁用激素类药物。忌辛辣刺激性食物。保持良好心情。

潘氏熏洗方合理疗

透骨草30g　丹参15g　鸡血藤30g　独活15g　生川乌　生草乌各12g　红花12g　当归15g　艾叶12g　川椒15g　狗脊30g

【用法】上药以清水2000～3000ml浸泡30分钟，再行煎煮，煮沸20分钟后，将患处置于药液上熏蒸，待药液变温时，用其洗患处。每次熏洗时间应达40分钟以上，每日2次，10天为1个疗程，连用2个疗程。物理治疗采用超短波和经皮神经电刺激治疗仪。

【功效】温经通络，活血止痛。

【适应证】**胫骨结节骨软骨炎（气滞血瘀型）**。症见：胫骨结节处疼痛，局部肿胀，压痛频繁运动时疼痛加重。遇阴雨寒冷则疼痛加剧，得热痛减，口淡不欲饮或喜热饮。舌质淡苔白腻，脉弦紧。

【疗效】治疗胫骨结节骨软骨炎40例，平均4周。治愈（局部肿痛消失，抗阻力伸膝无疼痛）18例，好转（肿痛症状得到改善，抗阻力伸膝无疼痛，剧烈运动后略有疼痛）20例，无效（症状无明显改善，或症状减少不足）2例。优良率为95%。

【来源】潘洁，滕新．中药熏洗配合理疗治疗胫骨结节骨软骨炎．中国现代药物应用，2011，6（5）：135

软坚散外敷

山豆根 15g　海藻 10g　白敛 10g　川芎 15g　鸡血藤 10g　川红花 15g　莪术 5g　生南星 15g　生川乌 10g　生草乌 10g　生半夏 10g　木瓜 10g　乳香 10g　没药 10g

【用法】以上药研成粉末，贮存备用。用时以温水加上蜂蜜调匀，将药膏平摊于正方形的无纺布上，敷于胫骨结节处，外层以弹性绷带固定住，每天换药，1 周为 1 个疗程，共治疗 3 个疗程。

【功效】活血散瘀，软坚散结，行气止痛。

【适应证】**胫骨结节骨软骨炎（气滞血瘀型）**。症见：胫骨结节处疼痛，局部肿胀，压痛频繁运动时疼痛加重。遇阴雨寒冷则疼痛加剧，得热痛减，口淡不欲饮或喜热饮。舌质淡苔白腻，脉弦紧。

【疗效】治疗胫骨结节骨软骨炎 25 例，治愈 18 例，治愈率 72%；好转 4 例，好转率 16%；显效 3 例，显效率 12%。

【来源】夏华．软坚散外敷等中医治疗胫骨结节骨软骨炎 25 例．内江科技，2011，10（6）：118

四黄散

黄连 1000g　黄芩 1000g　生黄栀 2000g　生大黄 1000g

【用法】将黄连 1000g，黄芩 1000g，生黄栀 2000g，生大黄 1000g 炮制合格，混合粉碎过 7 号筛，每袋 100g 分装密封，备用。取野菊花 100g，煎取药汁 300ml 与蜂蜜 30g 混合均匀后，将混合液倒入四黄散中，搅拌均匀至糊状，敷在患处，纱布包扎，2 天更换 1 次，3 次为 1 个疗程。

【功效】活血通络，软坚散结，解痉止痛。

【适应证】**胫骨结节骨软骨炎（瘀热入络型）**。伤后迁延日久，局部肿胀隆突，灼热红肿，运动后疼痛加重，口干不欲饮，舌暗红，苔薄黄，脉数。

【疗效】治疗胫骨结节骨软骨炎 42 例，治愈 19 例，好转 15 例，无效 8 例，有效率 81%。

【来源】李瑾琰. 小针刀疗法配合四黄散外敷治疗胫骨结节骨软骨炎. 浙江中医药大学学报, 2010, 4 (34)：579

消瘀止痛膏外敷

当归 10g　木瓜 10g　丹参 10g　赤芍 10g　牛膝 15g　乳香 10g
没药 10g　川芎 10g　大黄 10g　血竭 10g　独活 10g　羌活 10g　威灵仙 10g　防风 10　防己 10g　泽兰 10g　玄参 10g　牡砺 10g　冰片 10g

【用法】将上述药物共研细末，用白凡士林调成软膏（药物含量约60%），搅拌均匀至糊状，敷在患处，纱布包扎。外敷 3 日更换 1 次，5 次为1 个疗程。

【功效】活血通络，行气止痛。

【适应证】**胫骨结节骨软骨炎（气滞血瘀型）**。症见：胫骨结节处疼痛，局部肿胀，频繁运动时疼痛加重。遇阴雨寒冷则疼痛加剧，得热痛减，口淡不欲饮或喜热饮。舌质淡苔白腻，脉弦紧。

【疗效】治疗胫骨结节骨软骨炎 56 例，治愈 36 例，好转 18 例，无效 2例，有效率 96.42%。

【来源】曹雨, 张文斌. 消瘀止痛膏治疗胫骨结节骨软骨炎 56 例. 黑龙江中医药, 2005, 3 (34)：33

第十节　跟痛症

跟痛症是足跟周围疼痛性疾病的总称，是指多种慢性疾患所引起的跟部包括跟后、跟跖、跟内和跟外侧急、慢性疼痛。多发生于 40～70 岁的中老年人，男性多于女性，男女比约 2:1，特别是男性肥胖者及运动员。跟痛症的病因病机繁多且较复杂，主要由跖腱膜炎、外伤或退行性变导致的足跟脂肪垫萎缩、跟骨滑囊炎、跟骨高压症、跟骨刺、神经卡压等原因引起。

本病的诊断要点是：①无明显急性损伤史。②足跟部疼痛起病缓慢，逐渐加重；绝大多数无静息痛；少数患者灼性痛，疼痛程度轻重不一；晨起下床或久坐起立时足跟不敢着地，缓慢行走后好转，但负重较多时，疼痛明显加重。③体检时局部无红肿，在足跟部或跟部内侧结节处有一局限性压痛点，有时可触及皮下的脂肪纤维囊。④X线片示骨刺可有可无。⑤化验室检查无明显异常。⑥排除骨性关节炎、骨结核、骨肿瘤、骨髓炎等引起跟痛的疾病。

关于跟痛症的论述始见于清·刘恒端《经历杂论·诸痛论》。中医学认为跟痛多由劳伤之人肾气虚损所致，肾气虚损是内因，外伤劳损是外因，正如《诸病源候论》所说："夫劳伤之人，肾气虚损，而肾主腰脚。"肾为先天之本，主骨生髓。年老体虚，肾阳、肾精不足，骨失所养，骨萎筋弛，而发足跟痛。《张氏医通》云："……肝主筋，肾主骨，人至中年，肝肾渐亏，筋骨失养，不荣则痛，加之风寒湿邪乘虚侵袭留驻筋骨，以及跌仆扭伤，导致血脉瘀滞，不通则痛。"表现为足跟疼痛，行走活动不利。肝肾亏虚是该病的发病基础，风寒湿邪侵袭及跌仆损伤为发病诱因。治疗当以补益肝肾、强壮筋骨为主，活血祛瘀、祛风通络为辅。临床上用药外用多而内服少。外用药多行气活血，散瘀止痛，内服药多补益肝肾。

跟痛熏洗方

伸筋草50g　透骨草　千年健各40g　生川乌　生草乌各15g　乳香　没药　王不留行　红花　细辛　川芎　威灵仙　白芷各20g　木瓜30g

【用法】上药加水3000ml，煎30分钟后加入食醋500ml，再煎10分钟，把药液滤入盆内。盆中放一自制小木架，将患足放入木架上，用湿毛巾将盆及患足围裹熏蒸，尽可能减少蒸汽外泄。待药液温度适宜时，将患足放入盆内浸洗，每天2次，每次熏洗30~40分钟，2周为1个疗程。

【功效】温经散寒，祛风除湿。

【适应证】**跟痛症（寒湿痹阻型）**。症见：局部疼痛，疼痛固定不移，行走不利，行走则疼痛加剧，得热痛减，遇寒则甚或伴关节屈伸不利。

【疗效】治疗结果：65例中，治愈45例，显效10例，好转6例，无效4例，总有效率达93.8%。

【来源】张志刚.65例跟痛症的治疗体会.中国伤残医学，2011，19（5）：39-40

川芎熏洗方

川芎30g　桃仁25g　红花25g　乳香20g　川乌15g　草乌15g

元胡 30g　苍术 30g　天南星 30g　秦艽 30g　威灵仙 30g

【用法】将上药煎汁 2000ml，加入适量陈醋，先趁热熏蒸，待温度适宜后再将患足放入药液中浸泡。每次约 30 分钟，每天 2 次，每剂可连用 2～3 天。另取川芎 20g 研末，装入纱布袋内，垫在足跟疼痛处。5 天更换 1 次。

【功效】活血化瘀，舒筋止痛。

【适应证】**跟痛症（气滞血瘀型）**。症见：疼痛如针刺刀割，痛有定处而拒按，常在夜间加剧。舌质紫暗或见瘀斑，脉涩。

【疗效】经过 2 周治疗，本组 63 例中，痊愈 47 例，好转 15 例，无效 1 例，总有效率 98.4%。

【来源】李智，李静. 川芎粉配合中药熏洗治疗跟痛症疗效观察. 山东中医杂志，2011，30（6）：395

🪷 顿足锻炼合熏洗

伸筋草 20g　川芎 25g　川牛膝 10g　透骨草　制川乌　制草乌　艾叶各 20g　木瓜 15g　海桐皮 20g　皂刺　刘寄奴各 15g　威灵仙 20g　苏木　花椒各 15g

【用法】1 天 1 剂，加水 2500ml 浸泡 30 分钟，煮沸后加醋 200ml。先用热气熏患足 10 分钟，水温降至不烫手时，泡足 20 分钟，边泡边推按足跟，对压痛点强力按摩，直到水变凉后停止操作，1 天 2 次，第 2 次只需将药煎开即可。10 天为 1 个疗程。注意掌握水温，防止烫伤皮肤。

锁定锻炼每天坚持用患病足跟顿地，力量由轻到重，频率由慢而快，以患者能忍受疼痛为度，时间以自觉足底有温热感为宜。循序渐进，随时随地进行治疗。宜采用坐位。

【功效】除湿通络，祛风散寒。

【适应证】**跟痛症（湿邪重着型）**。症见：局部疼痛，行走不利，疼痛固定，行走则疼痛加剧或伴下肢麻木，手足沉重，屈伸不利。

【疗效】本组 50 例中，痊愈 20 例，显效 15 例，有效 10 例，无效 5 例。

【来源】周国庆，何帮剑. 顿足锻炼配合中药熏洗治疗跟痛症疗效观察. 浙江中西医结合杂志，2011，21（8）：556－557

跟痛外敷单方

川芎 45g

【用法】研成细末，用纱布包成 3 包，每次 1 包放入鞋中，直接与跟骨疼痛处接触，每日 1 次，足蹬每日 3 次，每次 30 下，疗程 1 周。

【功效】活血化瘀，祛风寒湿。

【适应证】**跟痛症（气滞血瘀，寒湿痹阻型）**。症见：局部疼痛，疼痛固定不移，行走不利，行走则疼痛加剧，得热痛减，遇寒则甚，或伴关节屈伸不利。

【疗效】疼痛完全缓解 31 例，部分缓解 4 例，无效 1 例。

【来源】马磊，孟凡英. 川芎治疗跟痛症 36 例. 中国民间疗法，2009，12（17）：65

强骨行军散熏蒸

独活 30g　艾叶 30g　荆芥 30g　威灵仙 30g　桂枝 30g　川芎 20g　川椒 8g

【用法】将所有药物加工粉碎至极细粉末状，并分袋包装。将 1 袋强骨行军散倒入小桶中，加入煮沸开水约 2000ml，并放入铁架使其高于液面。患者双足置于用毛巾覆盖的铁架之上，熏蒸 5~8 分左右。随后将铁架移去，将双足浸泡约 30 分钟。1 次/1 天，10 天为 1 个疗程。

【功效】温经散寒，除湿止痛。

【适应证】**跟痛症（寒湿痹阻型）**。

【疗效】所治疗的 44 例患者，痊愈 6 例，显效 28 例，有效 8 例，无效 2 例。总有效率 95.4%。

【来源】蔡少峰. 强骨行军散熏泡治疗跟痛症 44 例. 时珍国医国药，2006，17（2）：2477

六味地黄丸合中药熏洗

伸筋草 30g　细辛 20g　威灵仙 30g　独活 30g　当归 30g　桂枝 15g　牛膝 30g　白芍 30g　食用陈醋 100g

【用法】**熏洗方法：**将 8 味中药放入盆内，加水 4000ml，煮沸 30 分钟后关闭热源加入食用陈醋，先用其蒸气熏蒸患足，待水温适宜时，将患足放入浸洗。若水温下降可再加温，每次熏洗 30 分钟，每日 2 次，日 1 剂，10 天为 1 个疗程，连续治疗 3 个疗程。另服六味地黄丸效果更佳。

【功效】散寒除湿，舒筋通络。

【适应证】**跟痛症（肝肾亏虚型）**。症见：局部疼痛，疼痛迁延不愈，伴行走不利，头目眩晕，腰膝酸软，肢软乏力，舌淡苔薄白，脉弦。

【疗效】治疗 53 例，总有效率 100%。

【来源】董方升，金红婷，沈彦，等. 六味地黄丸配合中药熏洗治疗跟痛症 53 例. 山东中医杂志，2009，28（12）：838 – 839

强筋止痛方

内服方：五加皮　薏苡仁各 30g　当归　川芎　骨碎补　制乳香　制没药　甘草各 6g　白芍药 10g　川木瓜 15g　怀牛膝　丹参各 20g　淫羊藿　入地金牛各 15g

熏洗方：当归　川芎　制乳香　制没药各 20g　生川乌头　生草乌头各 30g　樟脑（后下）15g　路路通 15g　花椒 50g　伸筋藤 20g

【用法】水煎服，每天 2 次，每日 1 剂。将上药放入大瓦锅中加适量清水煮沸 30 分钟，将患足置于锅口并用布盖患足先熏，后将药液倒入搪瓷脸盆，加入少许白酒当引药，用毛巾蘸药液热敷外洗患足，药液水温降低时继续加热热敷外洗，每次 20 ~ 30 分钟，每日 3 次，每剂中药可用 3 天。注意避免烫伤患足。

【功效】强壮筋骨，活络止痛。

【适应证】**跟痛症（肝肾亏虚型）**。

【疗效】本组患者 95 例，总有效率 96.9%。

【来源】唐传其，陆强益，王立源. 强壮筋骨活络止痛法为主治疗跟痛症 95 例临床观察. 河北中医，2011，33（10）：1455 – 1456

李氏温经方合手法

川乌 15g　草乌 15g　伸筋草 30g　透骨草 30g　威灵仙 15g　乳香 10g　没药 10g　木瓜 15g　牛膝 15g

【用法】将上方加水 2500ml，浸泡 40 分钟，用武火煮开改文火煎约 20 分钟后将药液倒入盆内；再将上方加水 2500ml，煎煮 20 分钟，将两次药液混合。将足置于药液上方，用其热汽熏足跟，待温度适中后将足浸泡药液中。

若药液温度下降，可加温后再次熏洗，每次浸洗 40 分钟，1 天 2 次，每剂所煎药液可连用 2 天。

手法治疗：患者俯卧位，足踝下垫枕，使小腿三头肌充分放松，先用㨰法在小腿三头肌（腓肠肌和比目鱼肌，从起点到止点，包括肌腹）治疗 10 分钟，再用拇指点按，部位同上，重点治疗肌肉粘连处，治疗 15 分钟，最后用拇指与其余四指拿捏法拿捏小腹三头肌 5 分钟，每次治疗 30 分钟，12 天为一疗程。

【功效】温经散寒，活血化瘀。

【适应证】跟痛症（寒凝血瘀型）。症见：局部疼痛，疼痛固定不移，行走不利，行走则疼痛加剧，得热痛减，遇寒则甚，或伴关节屈伸不利。

【疗效】痊愈 63 例，好转 10 例，无效 3 例。总有效率达 96.05%。本组病例随访 6 ~ 15 个月，平均 9 个月，无复发。

【来源】李新州，李云峰，王继东. 手法加中药熏洗治疗跟痛症 76 例. 中医外治杂志，2006，15（5）：48 - 49

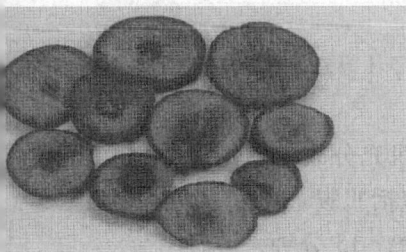

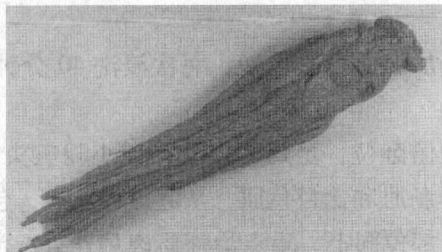

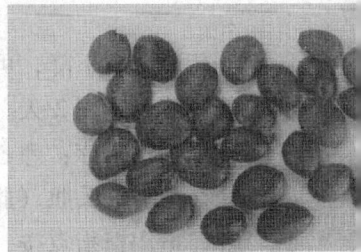

第三章

骨蚀症

　　骨坏死，是指人体骨骼活组织成分坏死。中医学把骨坏死称之为骨蚀症。人体很多部位，都会引起骨坏死，仅就缺血性坏死已经发现 40 余处，而股骨头坏死发生率最高，这主要由生物力学和解剖学方面的特点来决定的。

　　对其病理机制，中医学多从整体角度来考虑。根据脏腑理论，认为与本病关系最为密切的为肝、脾、肾三脏。肾为先天之本，主骨生髓，肾健则髓充，髓满则骨坚。反之，则髓枯骨萎，失去应用的再生能力。肝主筋藏血，与肾同源，两藏荣衰与共，若肝脏受累，藏血失司，不能正常调节血量，"心主血，肝藏之，人动则运于诸经，人静则血归于肝脏。"若血液藏运不周，营养不济，亦是造成缺血性骨坏死的重要因素。脾胃为后天这本，万物生化之源，使脾健胃和，则不谷腐熟，化气化血，以行营卫，若脾胃失健运，生化气血无源，则筋骨肌肉皆无气以生。

第一节　月骨无菌性坏死

月骨无菌性坏死又称 Kienbock 病，好发于 20～30 岁之青年人，此时骨骺已闭合，故不属于骨骺的慢性损伤，而是骨的慢性损伤。该病的病因是由于月骨位于近排腕骨中心，活动度大，稳定性较差，其血供主要依靠桡腕关节囊表面小血管和腕骨间韧带内小血管，对腕部活动频繁者，尤其是某些手工业工人，风镐、振荡器操纵者，长期对月骨产生振荡、撞击，使关节囊、韧带小血管损伤，闭塞，导致月骨缺血，而缺血的月骨骨内压力又增高，进一步使循环受阻，产生缺血性坏死。

本病的诊断要点是：①缓慢起病，腕关节胀痛、乏力，活动时加重，休息后缓解，随疼痛加重，腕部渐肿胀，活动受限而无法坚持原工作。②体检：腕部轻度肿胀，月骨区有压痛，叩击第 3 掌骨头时，月骨区疼痛。腕关节各方向活动均可受限，以背伸最明显。③X 线片早期无异常，数月后可见月骨密度增加，表面不光滑，形态不规则，骨中心有囊状吸收，周围腕骨有骨质疏松。④放射性核素骨显像可早期发现月骨处有异常放射性浓聚。

❀ 补肾健骨方加减

生地黄 10g　熟地黄 15g　赤芍 10g　当归 10g　生黄芪 15g　党参 10g　续断 15g　桂枝 6g　桑枝 6g　䗪虫 3g

【用法】水煎服，每天 2 次，每日 1 剂。

【功效】益气活血，补肾健骨。

【适应证】月骨无菌性坏死（肝肾亏虚型）。症见：腕关节胀痛、乏力，活动时加重，休息后缓解。随疼痛加重，腕部渐肿胀，腰膝酸软，舌淡，苔白，脉细弱。

【疗效】以本方治疗月骨无菌性坏死 34 例，结果痊愈 13 例（自觉症状及体征消失，X 线摄片显示月骨内囊变消失，骨小梁恢复或核素骨显像显示血供恢复，随访 1 年无复发），有效 16 例（自觉症状消失，体征基本消失，X 线摄片显示骨内囊变明显缩小，骨小梁开始产生或核素骨显像显示血供开始恢复），无效 5 例（自觉症状及体症无显著减轻，X 线摄片显示骨内囊变无明显缩小或核素骨显像显示血供无恢复迹象），总有效率为 85.3%。

【来源】张勇，侯玉亭，弓立群. 中医治疗月骨无菌性坏死 68 例. 中医杂志，2005，46（12）：925

第二节　股骨头无菌性坏死

股骨头无菌性坏死又称为股骨头缺血性坏死，由于不同病因导致股骨头血液供应障碍而造成。此病多发于 20～40 岁的中青年，男性多于女性。

本病诊断要点：患侧髋部疼痛，呈隐性钝痛，急性发作可出现剧痛，疼痛部位在腹股沟区，站立或行走久时疼痛明显，出现轻度跛行。晚期可因劳累而疼痛加重、跛行，髋关节屈曲、外旋功能明显障碍。X 线片示 I 期股骨头仅有不同程度的骨小梁变粗，迂曲现象，II 期股骨头出现新月形密度增高影和囊泡性透光区，髋关节间隙尚属正常。III 期则出现股骨头负重区塌陷，股骨颈变粗变短，髋关节间隙狭窄，髋臼内有增生现象。

本病以先天不足、肝肾亏虚、气血不足、筋骨失养为其内因，跌打劳损、瘀血内阻，或药毒、饮食失调损伤脾肾，或外邪侵袭痹阻经络，造成气血凝滞，髓海瘀滞，营卫不和，髓死骨枯，又以气滞血瘀、筋脉阻滞为关键。

治疗多按早、中、后三期论治。早期当为实证，治疗以"通"为要，即以活血通脉蠲痹通络为主，佐以健脾渗湿；中期虚实相兼治疗以"和"为贵，在活血的基础上辅以和营生新、益气养血、健脾壮肾法；后期则为虚证，重在温补，强调补益肝肾，强筋壮骨。

❧ 益肾通络汤

巴戟天 10g　菟丝子 15g　肉苁蓉 12g　杜仲 12g　萆薢 12g　鹿角胶 12g　骨碎补 15g　补骨脂 12g　丹参 15g　鸡血藤 15g　威灵仙 10g　黄芪 30g　桂枝 10g

【用法】水煎服，每天 2 次，每日 1 剂，3 个月为 1 个疗程。服药期间避免受凉、饮酒、过食肥甘，注意休息。

【功效】益肾壮骨，活血通络。

【适应证】股骨头无菌性坏死（肝肾亏虚型）。症见：骨节疼痛，时轻时重，腰膝软痛，形瘦无力。舌质淡，脉沉细无力。

【临证加减】早期加熟地黄30g、龟甲15g、薏苡仁30g、甘草10g；中期加红花15g、川牛膝15g、苏木15g、川芎12g、泽泻15g；后期加水蛭8g、穿山甲15g、䗪虫10g、桃仁12g、红花12g。

【疗效】治疗股骨头坏死62例，其中优（全部症状和体征消失，影像学检查正常）11例；良（疼痛消失，可以正常行走，劳累后轻度疼痛，影像学检查较治疗前有改善）28例；可（疼痛减轻，长距离行走加重，不能参加劳动）17例；差（治疗前后无变化）6例，总有效率90.32%。

【来源】吴经才. 益肾通络汤治疗股骨头坏死62例. 中国中医药信息杂志，2002，9（7）：44

🪷 加味阳和汤

鹿角胶3~9g（烊化） 熟地黄18~30g 肉桂10g（或用桂枝15g） 附子9~15g（或用川乌9g） 细辛6~12g 麻黄6~9g 白芥子9~12g 皂角刺12g 全蝎（研冲）2g 乌梢蛇（研冲）3g 半夏 制白附子 地龙各9g 僵蚕 桃仁 姜黄 补骨脂各12g 鳖甲 怀牛膝各18g 穿山甲（焙冲）3g 王不留行 红花 川断 狗脊 山楂各15g 鸡血藤30~45g 独活15~20g 秦艽18~24g 丹参 薏苡仁各30g 黄芪45~90g

【用法】水煎服，每天2次，每日1剂，连服4~6剂，即停药1~3日，3个月为1个疗程。

【功效】温阳补血，活血通滞。

【适应证】股骨头无菌性坏死（寒凝瘀阻型）。症见：髋部酸楚冷痛，行走困难或彻夜疼痛，面㿠白无华，皮色不变，痠痛无热，口中不渴，舌淡苔白，脉沉细或细迟。

【注意事项】本方药性峻猛，不宜长期连续用药，最好连服4~6剂，即停药1~3日，以减少副作用。

【疗效】治疗股骨头无菌性坏死共36例，近期疗效（3个月以内）：好转22例，无效14例。远期疗效（1~3年）：治愈7例，显效24例，好转5例，总有效率100%。

【来源】孔祥青，屈红，孙世山. 阳和汤加味治疗股骨头缺血性坏死36例. 实用中医药杂志，2005，21（5）：266

补肾复活汤

淫羊藿 15g　骨碎补 15g　续断 10g　三七 10g　枸杞子 10g　丹参 15g　当归 10g　䗪虫 10g　煅狗骨 15g　川芎 10g　北黄芪 30g　牛膝 10g　蒲黄 15g　山楂 10g

【用法】水煎服，每天 2 次，每日 1 剂，早晚各服 1 次，30 天为 1 个疗程，连续治疗 6 个疗程。治疗期间严格避免负重；临床症状较严重者配合患肢直腿胶布牵引，负重按体重的 1/14～1/12，牵引时间为 15～20 天。

【功效】补肾生髓，活血化瘀。

【适应证】**股骨头无菌性坏死（肾虚瘀滞型）**。症见：下肢痿软而无力，髋部酸楚疼痛，行走困难或彻夜疼痛，面㿠白无华，身倦气短，腰膝酸软无力，脉细弱，舌淡少苔。

【疗效】治疗股骨头无菌性坏死共 68 例，治疗 6 个月，并获随访 1 年。于停药 1 年后评定疗效，结果优 38 例，良 19 例，可 8 例，差 3 例，总有效率为 95.6%。

【来源】林永城，曾炎辉，张泽玫．补肾复活汤治疗中老年股骨头缺血性坏死．中国康复杂志，2005，20（1）：36

桂枝芍药知母汤加减

桂枝 15g　白芍 15g　甘草 13g　麻黄 10g　生姜 20 片　白术 20g　知母 18g　防风 18g　黑附子 10g　人参 10g　黄芪 10g　丹参 10g　乳香 6g　没药 6g　牛膝 15g

【用法】水煎服，每天 2 次，每日 1 剂，3 个月为 1 个疗程。服药期间避免受凉、饮酒、过食肥甘，注意休息。待疼痛缓解后改为散剂，每天 3 次，每次 4g，分早、中、晚服。

【功效】祛风散寒化湿。

【适应证】**股骨头无菌性坏死（风寒湿痹型）**。症见：髋部酸楚冷痛，行走困难或彻夜疼痛，遇寒则痛甚，舌淡苔白，脉沉细或细迟。

【临证加减】若舌苔厚白腻、脉浮滑者加半夏、陈皮、苍术、厚朴，舌质红绛、舌苔无或少、脉浮弱细者加干地黄、竹叶、天冬、玉竹。

【疗效】治疗股骨头坏死共 39 例，优 18 例，良 12 例，可 7 例，差 2 例，总有效率 94%。

【来源】臧新开，臧红亚．桂枝芍药知母汤加味治疗股骨头坏死．现代中西医结合杂志，2002，11（17）：1695

填精补肾汤

当归10g　黄芪15g　牛膝15g　丹参15g　骨碎补15g　川断15g 淫羊藿15g　川芎10g　三七10g　䗪虫6g　全蝎6g　山茱萸10g　真蘑10g　黑木耳15g　菟丝子30g

【用法】水煎服，每天3次，每日1剂，1个月为1个疗程，共治疗6个疗程。服药期间避免受凉、饮酒、过食肥甘，注意休息。

【功效】填精补肾，活血止痛。

【适应证】**股骨头无菌性坏死（肾虚瘀滞型）**。症见：下肢痿软而无力，髋部酸楚疼痛，行走困难或彻夜疼痛，面㿠白无华，身倦气短，腰膝酸软无力，脉细弱，舌淡少苔。

【疗效】治疗股骨头坏死共85例，痊愈53例，有效27例，无效5例，总有效率94.1%。

【来源】梁启明，翁天才，王鸿洲．中药填精补肾加活血止痛法治疗股骨头坏死．广东医学杂志，2011，32（11）：1488

活血止痛汤

红花9g　当归12g　鸡血藤15g　丹参15g　赤芍10g　续断15g 威灵仙15g　苏木9g　五加皮15g　乳香10g　没药12g

【用法】水煎服，每天2次，每日1剂。服药期间避免受凉、饮酒、过食肥甘，注意休息。

【功效】活血化瘀止痛。

【适应证】**股骨头无菌性坏死（外伤瘀血痹阻型）**。症见：髋部疼痛不移，时轻时重，行走不便，动则痛甚，舌紫暗，脉弦涩。

【来源】申根雷，李苗，李长瑞．中医综合治疗股骨头坏死临床分析．河南中医学院学报，2005，20（2）：46

生髓强骨汤

熟地黄15g　何首乌15g　骨碎补15g　菟丝子12g　怀牛膝12g

续断 15g　鹿角 12g　山茱萸 12g　杜仲 20g　乳香 12g　没药 12g

【用法】水煎服，每天 2 次，每日 1 剂。

【功效】补肝益肾，生髓强骨。

【适应证】**股骨头无菌性坏死（肝肾亏虚型）**。症见：髋部疼痛明显，夜间加重，关节伸屈障碍，跛行。舌淡苔白，脉沉细。

【来源】申根雷，李苗，李长瑞. 中医综合治疗股骨头坏死临床分析. 河南中医学院学报，2005，20（2）：46

益气壮骨汤

当归 12g　红花 12g　桃仁 12g　黄芪 12g　党参 12g　陈皮 12g　丹参 20g　熟地黄 20g　益母草 20g　怀牛膝 20g　怀山药 20g　杜仲 25g　补骨脂 15g　续断 20g　乳香 12g　没药 12g

【用法】水煎服，每天 2 次，每日 1 剂。

【功效】补血活血，益气壮骨。

【适应证】**股骨头无菌性坏死（久病气血两虚型）**。症见：髋部酸楚疼痛，行走困难或彻夜疼痛，面白㿠白无华，身倦气短，腰膝酸软无力，脉细弱，舌淡少苔。

【来源】申根雷，李苗，李长瑞. 中医综合治疗股骨头坏死临床分析. 河南中医学院学报，2005，20（2）：46

活血止痛膏

乳香 30g　没药 30g　赤芍 60g　血竭 60g　红花 30g　桃仁 30g　当归 30g　川芎 30g　羌活 60g　紫荆皮 60g　续断 60g　骨碎补 60g　楠香 150g　三七 30g　五加皮 90g

【用法】上药研成粉末，炼蜂蜜调膏，涂布贴于患侧腹股沟及股骨粗隆部。每天 1 次，每次敷 5 小时。

【功效】活血止痛。

【适应证】**股骨头无菌性坏死（血瘀痹阻型）**。症见：髋部疼痛不移，时轻时重，行走不便，动则痛甚，舌紫暗，脉弦涩。

【疗效】综合治疗股骨头无菌性坏死共 175 例，治愈 104 例，好转 71 例。总有效率 100%。

【来源】申根雷，李苗，李长瑞. 中医综合治疗股骨头坏死临床分析. 河南中医学

院学报，2005，20（2）：46

补骨丸

鹿茸　肉苁蓉　补骨脂　巴戟天　制骨碎补　杜仲　鸡血藤　当归各180g　三七　制乳香　制没药　降香各90g　黄柏　茯苓　白芥子各90g　血竭30g　威灵仙30g

【用法】制丸备用。口服，每日3次，每次3g，饭前温开水送服，3个月1个疗程。

【功效】补肾活血，清热利湿。

【适应证】**股骨头无菌性坏死（痰瘀阻络型）**。症见：髋部肿痛，屈伸不利，疼痛时轻时重，舌质紫，苔白腻，脉细涩。

【疗效】综合治疗股骨头无菌性坏死共106例，临床痊愈30例，显效46例，有效24例，无效6例，总有效率94.3%。

【来源】张素梅，郭永昌，曹玉举．中医多途径治疗痰瘀阻络型股骨头坏死．按摩与康复医学，2012，3（4）：59

玉骨散

龟甲（烊化）15g　鹿角胶（烊化）15g　䗪虫15g　三七10g　牛膝9g　菟丝子9g　全蝎6g　没药6g　乳香6g

【用法】头煎加水约500ml，先泡20分钟，武火煮沸后，改小火再煮沸30分钟，取液约200ml；二煎，加水约400ml，武火煮沸后，改小火再煮沸30分钟，取液约200ml；两煎药汁混合后，分成3份，早中晚各服1剂。三七煎煮10分钟后，鹿角胶和龟甲烊化，而后冲服。

用纱布包裹2次煎煮完毕的药渣，再行煎煮完毕后，取出冷却，待患者对温度能够忍受时，将其置于大腿后侧、外侧、腹股沟等地方进行热敷处理，日均进行2~3次的热敷处理即可，每次热敷处理的时间在30~60分钟之间。

【功效】通络止痛，活血化瘀，强筋健骨。

【适应证】**股骨头无菌性坏死（肾虚夹瘀型）**。症见：髋部疼痛明显，夜间加重，关节伸屈障碍，跛行。舌紫暗，脉弦涩。

【疗效】综合治疗股骨头无菌性坏死共52例，经过治疗后，痊愈43例，好转7例，无效2例，有效率达96.15%。

【来源】许华宁，胡荣生，肖占宜．中医治疗股骨头坏死的临床观察．中医临床研

究杂志，2011，3（18）：99

✿ 补肾填髓汤

铁包金 15g　燕子尾 10g　接骨草 10g　乌梢蛇 10g　熟地 15g　当归 12g　黄芪 20g　杜仲 10g　续断 10g　牛膝 10g　木瓜 15g

【用法】水煎服，每天 2 次，每日 1 剂。连续服用 3 个月，同时内服药物药渣可加用三七、樟脑等，加热后外敷双髋关节，每日 2 次，每次 30 分钟。

【功效】益气活血，补肾填髓。

【适应证】**股骨头无菌性坏死（肝肾亏虚型）**。症见：髋部疼痛明显，夜间加重，关节伸屈障碍，跛行。舌淡苔白，脉沉细。

【临证加减】气滞血瘀者加乳香、没药、丹参；风寒湿痹宜祛风散寒，加独活、桂枝；肝肾亏虚者宜补益肝肾，加巴戟天、狗脊、补骨脂。

【来源】陈亮，滕佳伶．自拟补肾填髓汤配合苗药治疗股骨头坏死．中国民族医药杂志，2012，18（8）：12

第三节　骨折不愈合

骨折不愈合是指骨折端在某些条件影响下，骨折愈合功能停止，骨折端已形成假关节，主要表现为肢体活动时骨折部有明显的异常活动，而疼痛不明显的疾病。

骨折不愈合从时间、临床表现、X 线三个方面做出诊断。本病的诊断要点是：①以 8 个月为期限；②临床表现：骨折端异常活动、疼痛、功能障碍等；③X 线：骨折端有间隙，断端硬化，骨髓腔封闭，假关节等。

骨折不愈合一般属于中医学"骨不连"。患者以中老年居多，肝肾亏损，精不充髓，血不荣筋。中医学认为"肾主骨生髓"，"肾藏精"，"肾为先天之本"，肾虚则精髓不充，骨折久不愈合。并认为骨折愈合迟缓，不仅由于肾虚，且与脾胃有关。慎斋云："诸病不愈，必寻到脾胃之中，方无一失"。脾为后天之本，脾胃亏虚则四脏皆无生气。说明疾病长期不愈，与脾胃不健有关。

损伤散

当归 30g　赤芍 15g　鸡血藤 30g　炙黄芪 30g　党参 15g　牛膝 10g　续断 30g　骨碎补 30g　地龙 10g　龙骨 15g　牡蛎 15g　炙甘草 6g

【用法】水煎服，每天 2 次，每日 1 剂。

【功效】养血活血，补益肝肾。

【适应证】**骨折不愈合（肝肾亏损，精不充髓型）**。症见：患处疼痛，成角畸形，骨端硬化，骨质吸收，骨髓腔封闭，舌质淡，脉细。

【来源】刘景帮，张德宏，辛仲斌. 中西医结合治疗骨折不愈合 40 例疗效观察. 甘肃中医，1995，8（6）：21

续断接骨汤

䗪虫 10g　茯苓 10g　炙甘草 10g　血竭 10g　当归 10g　党参 12g　白术 12g　续断 20g　煅自然铜 20g　鹿角胶 20g　川芎 20g　芍药 30g　菟丝子 30g　枸杞子 15g　骨碎补 5g

【用法】水煎服，每天 2 次，每日 1 剂。

【功效】活血祛瘀，接骨续筋。

【适应证】**骨折不愈合（气滞血瘀型）**。症见：患处有异常活动，成角畸形，压痛，叩痛，骨端硬化，骨髓腔封闭，舌质紫暗，脉涩。

【来源】李秉稀. 续断接骨汤可治疗骨折不愈合. 求医问药，2013，（1）：37

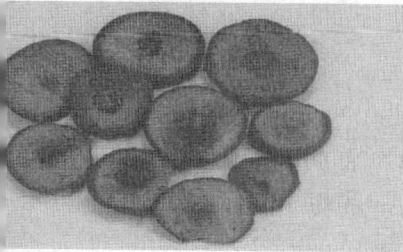

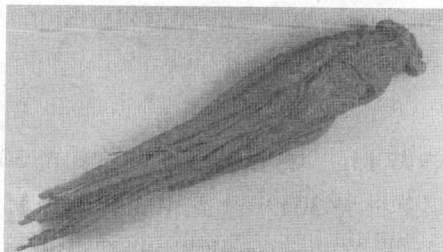

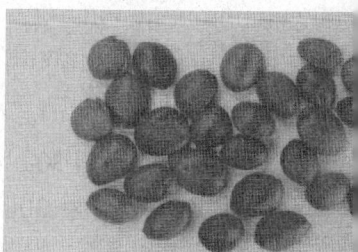

痹证是指人体机表、经络因感受风、寒、湿、热等引起的以肢体关节及肌肉酸痛、麻木、重着、屈伸不利，甚或关节肿大灼热等为主症的一类病症。临床上有渐进性或反复发作性的特点。主要病机是气血痹阻不通，筋脉关节失于濡养所致。

第一节 风湿性关节炎

风湿性关节炎是一种常见的急性或慢性结缔组织炎症。可反复发作并累及心脏。临床以关节和肌肉游走性酸楚、重着、疼痛为特征。属变态反应性疾病。是风湿热的主要表现之一，多以急性发热及关节疼痛起病。

独活寄生汤加减

羌活12g　独活12g　桑寄生30g　桂枝12g　川牛膝30g　薏苡仁30g　白芷12g　白芍30g　防风12g　秦艽12g　细辛6g　甘草10g　土茯苓30g　草乌10g

【用法】加水500ml，浸泡30分钟，煮沸后文火煎30分钟，取汁200ml，再加水300ml，煮沸后文火煎20分钟，取汁100ml，两汁合计300ml，早晚分服，每次150ml。再将药渣加水500ml，煮沸后文火煎20分钟，将渣汁倒入熏洗皿，加水使温度至40℃左右，浸泡熏洗膝关节10分钟，然后取药渣敷于膝关节，用纱布包裹20小时左右，用药5~7天。

【功效】祛风除湿，消肿止痛。

【适应证】**风湿性关节炎（风湿阻滞型）**。症见：膝关节冷痛，受风严重，皮色不红，触之不热，遇寒痛增，得热痛减，舌胖淡暗，苔白腻或白滑，脉弦紧或弦缓。

【疗效】特效30例（局部红肿疼痛完全消失），显效28例（局部红肿疼痛明显减轻），有效10例（局部红肿疼痛减轻），总有效率为100%

【来源】白光辉，张建华，刘震.独活寄生汤加减治疗风湿性膝关节炎68例.现代中西医结合杂志，2003，12（7）：722

李氏熏洗方

当归20g　没药20g　半夏20g　乳香25g　红花10g　制川乌　制草乌各15g

【用法】加清水用文火连煎2次，滤其药渣，留药1000ml左右，乘热熏患处 15 分钟，待药液稍凉能耐受时再反复擦洗患处 10 分钟。每日 2 次，7 天为 1 个疗程。

【功效】祛风除湿止痛。

【适应证】**风湿性关节炎（风湿阻滞型）**。症见：程度不同的游走性关节疼痛肿胀，遇寒加重，不规则发热，血沉及抗"O"同时增高等表现。

【来源】李琦，谢书理. 中药外治风湿性关节炎 46 例. 国医论坛，1992，（6）：29

第二节　类风湿关节炎

类风湿关节炎是一种以关节滑膜炎为特征的慢性全身性自身免疫性疾病。滑膜炎持久反复发作，可导致关节内软骨和骨的破坏，关节功能障碍，甚至残废。血管炎病变累及全身各个器官，故本病又称为类风湿病。

诊断标准：①晨僵持续至 1 小时（每天），病程至少 6 周；②有 3 个或 3 个以上的关节肿，至少 6 周；③腕、掌指、近指关节肿，至少 6 周；④对称性关节肿，至少 6 周；⑤有皮下结节；⑥手 X 线片改变（至少有骨质疏松和关节间隙的狭窄）；⑦类风湿因子阳性（滴度 >1：20）。凡符合上述 7 项者为典型的类风湿关节炎。

❀ 顽痹排毒汤

重楼 30g　炙川乌 20g（先煎）　炙草乌 20g（先煎）　鸡血藤 30g　生黄芪 45g　白术 20g　茯苓 20g　淫羊藿 25g　桂枝 15g　秦艽 15g　威灵仙 15g　连翘 20g　枸杞子 20g　川续断 30g　红花 12g　牛膝 15g　半枝莲 20g　甘草 6g

【用法】将炙川草乌用开水先煎 2 小时，再放入其他药物煎煮 1 小时，滤汁 300ml；如此煎煮 3 次，共煎 900ml；药液放入保温瓶，为 1 日服药量，分早、中、晚 3 次饭后服。2 个月为 1 个疗程，每个疗程后需停药 10 天。

【功效】祛风散寒，利湿通络。

【适应证】**类风湿关节炎（寒湿痹阻型）**。症见：晨僵，腕、掌指、近指关节肿，活动受限，浮髌试验阳性。舌质淡，边尖夹有瘀苔，苔微腻，脉沉细。

【疗效】本组患者临床治愈 76 例（受累关节肿痛及因关节肿痛导致的关节活动障碍消失，实验室检查恢复正常，X 片显示骨关节病变有所改善）；显效 52 例（关节肿痛明显减轻，实验室检查明显改善，但尚未恢复正常，关节功能改善）；有效 28 例（关节肿痛、关节活动及实验室检查有所改善）；无效 4 例（经 1 个疗程以上治疗，患者症状、体征及实验室检查无改善）。总有效率 97.5%。疗程最短 60 天，最长 243 天，平均 120.6 天，多数患者于 1 周左右可显现治疗效果。

【来源】唐贞力. 自拟顽痹排毒汤治疗类风湿性关节炎 160 例临床观察. 山西中医学院学报，2002，3（4）：25

消关汤

羌活 15g 独活 15g 淫羊藿 15g 乌梢蛇 15g 薏苡仁 15g 蚕沙 10g
防风 10g 当归 10g 白芍药 24g 制马钱子（冲服）0.3g 甘草 6g

【功效】清热化湿，祛瘀通络。

【适应证】**类风湿关节炎（湿热互结型）**。症见：四肢关节肿痛，晨僵伴低热，关节呈梭形肿胀，活动受限，两腕、踝部亦肿，苔白腻，脉滑数。

【用法】水煎服，2 个月为 1 个疗程。

【临证加减】血沉快，关节热痛，属湿热者选加生石膏 15g、忍冬藤 10g、连翘 10g，重用土茯苓 30g、白芍药 15g；关节冷痛，晨僵明显，得热则缓，属寒湿者选加制附子 6g（或与乌头同用）、麻黄 10g、白芥子 10g、桂枝 10g；骨痛重者选用补骨脂 12g、骨碎补 10g、石见穿 10g。

【疗效】本组 84 例，临床治愈 28 例〔症状全部消失，功能活动恢复正常；主要实验室指标（血沉、抗链球菌溶血素"O"、RF、C-反应蛋白）正常〕，显效 21 例（全身症状消失，或主要症状消除，关节功能基本恢复，能参加正常工作，实验室检查基本正常，或劳动或工作能力有所恢复），好转 24 例（主要症状基本消失，主要关节功能基本恢复，生活能够自理，实验室检查无明显变化），无效 11 例（全身症状、关节功能及实验室检查无改善）。总有效率 86.9%。

【来源】杨来禄. 消关汤治疗类风湿性关节炎 84 例. 河北中医，2004，26（5）：334

消湿通络汤

海风藤 30g 羌活 20g 独活 12g 防己 12g 红花 10g 桂枝 15g

八角枫 12g　徐长卿 12g　千年健 12g　地龙 12g　甘草 10g　制马钱子 0.3g

【功效】祛风除湿，通络止痛。

【适应证】**类风湿关节炎（风湿痹阻型）**。症见：肌肉、筋骨、关节发生酸痛、麻木、重着、屈伸不利，甚或关节肿大灼热，舌淡，苔薄白，脉涩。

【用法】水煎服，每日 1 剂，水煎分 2 次口服，其中制马钱子研粉，分 2 次冲服。

【临证加减】手指、腕关节疼痛遇风、寒、凉加重者加防风 15g、白芷 12g、熟附子 10g、制川乌 6g（先入）、细辛 3g；关节肿胀显著而湿盛者加苍术 20g、薏苡仁 40g；阳亢火盛者减桂枝；关节变形者加赤芍 15g、丹参 15g、鸡血藤 20g

【疗效】本组治疗 88 例，临床治愈 76 例，显效 5 例，有效 2 例，无效 5 例。总有效率 94.32%。

【来源】苏现坤，朱耐丽. 消湿通络汤治疗类风湿性关节炎临床观察. 中国中医急症，2008，17（8）：1070

桂枝芍药知母汤

桂枝 9g　白芍 12g　赤芍 9g　炙甘草 6g　生麻黄 9g　生姜 3 片
炒白术 9g　知母 12g　防风 9g　炮附子 6g（先煎）

【用法】水煎服，每天 2 次，每日 1 剂。

【功效】温经散寒，助阳除湿。

【适应证】**类风湿关节炎（寒湿痹阻型）**。症见：晨僵，腕、掌指、近指关节肿，活动受限。

【疗效】本组 40 例，临床缓解 7 例（症状、体征消失，实验室主要指标恢复正常或接近正常），显效 17 例（症状体征基本消失，实验室主要指标明显改善，下降度≥50%），有效 11 例（主要症状体征减轻，实验室主要指标改善），无效 5 例（症状体征与实验室主要指标无改善），总有效率 87.5%。

【来源】谢斌，田雪飞. 桂枝芍药知母汤治疗类风湿性关节炎 60 例临床观察. 湖南中医学院学报，2003，23（5）：49

四藤饮

雷公藤 15g　青风藤 20g　忍冬藤 20g　鸡血藤 30g　桑枝 30g　白

芍 30g　知母 8g　露蜂房 12g　淫羊藿 15g　川芎 15g　地龙 12g　全蝎
10g　桑寄生 15g

【用法】水煎服，每天 2 次，每日 1 剂。

【功效】清热利湿，活血通络。

【适应证】**类风湿关节炎（湿热痹阻型）**。症见：晨僵，腕、掌指、近指
关节肿，活动受限，舌黄，苔厚腻，脉数。

【疗效】本组治疗 123 例，显效 89 例，占 72.36%；有效 29 例，占
23.58%；无效 5 例，占 4.06%。总有效率 95.91%。

【来源】许峰. 四藤饮治疗类风湿性关节炎 123 例临床观察. 中医杂志，2003，44
（10）：760

乌头酊

制川乌 50g　制草乌 50g　通草 50g　甘草 50g　木瓜 50g　杜仲
50g　甘草 50g　当归 50g　牛膝 50g　陈皮 50g　威灵仙 50g　土茯苓
50g　川续断 50g　桑枝 50g

【用法】用 60% 医用酒精 5000ml 浸泡在适宜的容器中，30 天后取滤液外
用。2 次/日，20ml/次涂搽患痛处。

【功效】活血祛湿。

【适应证】**类风湿关节炎（湿滞血瘀型）**。

【疗效】本组治疗 30 例，显效 14 例（各项指标改善率＞60%）；进步 14
例（各项指标改善率 30%~60%）；无效 2 例（各项指标改善率＜30%）。总
有效率 93.3%。

【来源】陆培兵. 复方乌头酊治疗类风湿关节炎疗效观察. 社区中医药，2012，14
（5）：190

桂枝葛根汤加味

桂枝 10g　芍药 10g　丹参 10g　石膏（布包）20g　葛根 20g　白
花蛇舌草 20g　桑枝 15g　忍冬藤 15g　络石藤 15g　甘草 5g

【用法】水煎服，每天 2 次，每日 1 剂。

【功效】清热通络，散寒祛湿。

【适应证】**类风湿关节炎（湿热瘀滞型）**。

【来源】吴金莲. 桂枝葛根汤加味治类风湿关节炎. 家庭医药，2012，（7）：28

桂枝汤加味

桂枝 18g　白芍药 9g　生姜 9g　大枣 12g　甘草 6g　姜黄 9g　细辛 6g　威灵仙 6g

【用法】水煎服，每天 2 次，每日 1 剂。

【功效】补中卫表，通经祛邪。

【适应证】类风湿关节炎（风寒湿痹阻型）。

【疗效】本组治疗 38 例，结果痊愈 9 例（中医临床症状、体征消失或基本消失，证候积分减少≥95%），显效 18 例（中医临床症状、体征明显改善，证候积分减少≥70%），有效 10 例（中医临床症状、体征均有好转，证候积分减少≥30%），无效 1 例（中医临床症状、体征均无明显改善，甚或加重，证候积分减少不足 30%），总有效率 71.05%。

【来源】戴小娟，李武军．桂枝汤加味治疗缓解期类风湿关节炎疗效观察．2012，34（9）：1348

黄芪桂枝五物汤加减

黄芪 15g　桂枝 10g　白芍 10g　当归 10g　川芎 10g　三七 15g　三棱 15g　莪术 10g　片姜黄 10g　丹参 15g　全虫 10g　蜈蚣 2 条　大枣 6 枚

【用法】水煎服，每天 2 次，每日 1 剂。

【功效】祛风除湿，益气活血。

【适应证】类风湿关节炎（瘀血阻滞型）。症见：关节疼痛，肿胀、畸形，甚者可触及皮下结节，关节囊肿，同时还可见面色萎黄、气短懒言，形体消瘦，唇爪色淡、舌质淡红或有瘀斑、苔薄白、脉细弱或细涩。

【疗效】本组治疗 41 例，结果显效 5 例（主要症状、体征整体改善率≥75%，血沉和 C-反应蛋白正常），进步 14 例（主要症状、体征整体改善率≥50%，ESR 和 C-反应蛋白有改善），有效 18 例（主要症状、体征整体改善率≥30%，血沉、C-反应蛋白有改善或无改善），无效 4 例（主要症状、体征整体改善率＜30%，血沉及 C-反应蛋白有改善或无改善），总有效率 90.24%。

【来源】张荒生，王艺苑．黄芪桂枝五物汤加味治疗类风湿关节炎临床疗效观察．湖北中医杂志，2013，35（2）：18

祛风克痹汤

当归 15g　熟地 15g　白芍 15g　鸡血藤 30g　制川乌 10g（先煎）
桂枝 15g　羌活 15g　独活 15g　鹿角 10g（化）　制乳香 10g　制没药 10g
乌蛇 15g　川芎 18g　蜈蚣 3 条　生甘草 6g　蜂房 10g　炒白芥子 15g

【用法】水煎服，每天 2 次，每日 1 剂。

【功效】补肾散寒祛湿，疏风活络止痛。

【适应证】**类风湿性关节炎（肾虚寒湿，痰瘀凝滞型）**。

【疗效】本组治疗 59 例，结果临床治愈 36 例，显效 14 例，好转 7 例，
无效 2 例，总有效率 96.6%。

【来源】张葆英. 祛风克痹汤加减治疗类风湿关节炎的疗效观察. 中国中医药咨讯，
2012，4（2）：176

四物汤加减

当归 10g　川芎 6g　赤芍 6g　红花 3g　伸筋草 6g　透骨草 6g　地
龙 6g　牛膝 10g　络石藤 6g　桂枝 6g

【用法】水煎服，每天 2 次，每日 1 剂。

【功效】祛邪通络。

【适应证】**类风湿关节炎（湿邪痹阻型）**。症见：晨起手感拘紧，腰酸乏
力，双腕指关节屈伸不利，苔薄白，脉浮。

【临证加减】腰背酸痛明显者加葛根 10g、木瓜 6g；寒湿甚者加炙川乌
3g、炙草乌 3g；疼痛剧烈，遇冷甚者改当归为全当归，加炙附片 3g；关节肿
胀明显者加路路通 3g、松节 6g；肌肤麻木不仁者加苏木 9g、秦艽 6g；头晕者
加菊花 6g、荷叶 6g、石菖蒲 6g。

【疗效】本组治疗 35 例，结果治愈 8 例（临床症状消失，随访 3 个月未
复发）；显效 15 例（临床症状明显缓解，随访 1 个月未复发）；有效 12 例
（临床症状有所好转）。总有效率达 100%。

【来源】谢静巧. 四物汤加减治疗类风湿关节炎 35 例. 中国美容医学，2012，21
（10）：183

活血通络汤

当归 15g　白芍 15g　熟地黄 15g　䗪虫 20g　鸡血藤 10g　三七

10g　麻黄 15g　细辛 5g　制附子 5g　全蝎 15g　蜈蚣 2 条　白芥子
15g　鹿角胶 15g　龟板胶 10g　炒穿山甲 10g　苍术 15g　川续断 15g
淫羊藿 10g

【用法】水煎服，每天 2 次，每日 1 剂。

【功效】温经通络，补肾活血。

【适应证】类风湿关节炎（湿邪痹阻型）。

【疗效】本组治疗 43 例，结果临床控制 10 例（症状全部消失，关节功能
恢复正常，主要理化检查指标血沉、C - 反应蛋白、类风湿因子结果正常），
显效 20 例（全部症状消除或主要症状消除，主要关节功能基本恢复或有明显
进步，生活不能自理转为能自理，或失去工作和劳动能力转为劳动和工作能
力有所恢复，主要理化检查指标有所改善），有效 12 例，无效 1 例（治疗前
后比较各方面均无进步或反而加重），总有效率 97.7%。

【来源】刘炜，张杰. 自拟活血通络汤治疗类风湿关节炎 43 例. 光明中医，2012，27（3）：
476～477

第三节　痛风性关节炎

痛风性关节炎是由于嘌呤代谢紊乱及（或）尿酸排泄减少致使尿酸盐沉
积在关节囊、滑囊、软骨、骨质和其他组织中而引起病损及炎性反应，它多
有遗传因素和家族因素，好发于 40 岁以上的男性，多见于拇趾的跖趾关节，
也可发生于其他较大关节，尤其是踝部与足部关节。

本病的诊断标准：①急性关节炎发作 1 次以上，在 1 天内即达到发作高
峰。②急性关节炎局限于个别关节，整个关节呈暗红色，第一拇指关节肿痛。
③单侧跗骨关节急性发作。④有痛风石。⑤高尿酸血症。⑥非对称性关节肿
痛。⑦发作可自行停止。凡具备上述条件 3 条以上，并可排除继发性痛风者
即可确诊。

痛风性关节炎一般属于中医学"痛痹"、"历节"、"脚气"等范畴。本
病与外感风寒湿热之邪和人体正气不足有关。风寒湿等邪气，在人体卫气
虚弱时容易侵入人体而致病。汗出当风、坐卧湿地、涉水冒雨等，均可使
风寒湿等邪气侵入机体经络，留于关节，导致经脉气血闭阻不通，不通则
痛，正如《素问·痹论》所说："风寒湿三气杂至，合而为痹。"根据感受

邪气的相对轻重,常分为行痹(风痹)、痛痹(寒痹)、着痹(湿痹)。若素体阳盛或阴虚火旺,复感风寒湿邪,邪从热化或感受热邪,留注关节,则为热痹。总之,风寒湿热之邪侵入机体,痹阻关节肌肉筋络,导致气血闭阻不通,产生本病。

四妙丸加味

薏苡仁30g 苍术15g 土茯苓15g 牛膝15g 忍冬藤20g 黄柏10g 知母10g

【用法】水煎服,每天2次,每日1剂,21天为1个疗程。

【功效】清热解毒,利湿消肿。

【适应证】痛风性关节炎(风湿热型)。症见:关节疼痛剧烈,红肿明显,扪之发热,痛不可触,屈伸不利,遇冷则舒,遇热则重,舌红、苔黄腻,脉滑数,血尿酸升高或正常。

【临证加减】若热盛者,加石膏20g、蚤休15g;局部肿痛明显者,加水牛角20g、元胡10g;湿盛者,加猪苓20g、通草5g。

【疗效】治疗168例,痊愈66例,有效90例,无效12例,总有效率为92.86%。

【来源】金信良.四妙丸加味治疗风湿热型痛风性关节炎168例.浙江中医杂志,2012,(47):10

大柴胡汤加减

大黄10g(后下) 柴胡10g 黄芩10g 枳实10g 赤芍10g 苍术10g 牛膝10g 黄柏10g 山慈菇20g 姜半夏6g 甘草6g 忍冬藤20g 大枣3枚

【用法】水煎服,每日1剂,分2次服用,药渣再加盐50g,水煎温热后局部敷泡肿胀关节每日1次,每次30分钟,水温以35℃为宜。

【功效】解热祛风,除湿通络。

【适应证】痛风性关节炎(湿热中阻型)。症见:关节红肿热痛,足趾关节、单膝、踝、跖趾关节、手指关节痛呈交替性游走痛、身热、口干渴,烦躁、溲赤,有汗不解,舌质红,苔黄厚腻,脉弦数。

【疗效】痊愈15例(症状完全消失,关节功能恢复正常,主要理化检查指标正常),显效12例(主要症状消失,关节功能恢复,主要理化检查指标基本正常），有效 6 例（主要症状基本消失，主要关节功能及主要理化检查指标有所改善），无效 3 例（与治疗前相比，各方面均无效善），有效率为 91.7%。

【来源】杨德才，刘红娟. 大柴胡汤治疗痛风性关节炎 36 例. 中国现代应用药学杂志，2002，19（2）：159

白虎加桂枝汤加减

生石膏 30g　知母 10g　桂枝 10g　赤芍 10g　虎杖 30g　忍冬藤 30g　丹皮 20g　防己 10g　苍术 10g　甘草 5g

【用法】水煎服，1 剂/天，分 2 次温服，服药 7 天为 1 个疗程。治疗时间 1～2 个疗程。

【功效】清热解毒，祛风除湿。

【适应证】痛风性关节炎（风湿热型）。症见：局部红、肿、热、痛，发病急骤，血尿酸增高，白细胞增高，发热、口渴、舌红，脉数。

【临证加减】发热重者加柴胡 10g，生石膏增至 50g，疼痛剧烈加元胡 6g，高血压头痛者加夏枯草 10g，龙胆草 10g，口干咽燥者加生地 12g，玄参 6g，大便秘结者加大黄 6g

【疗效】临床治愈 16 例（罹患关节部位红肿热痛消失，关节活动功能恢复正常，血尿酸男性低于 0.44mmol/L，女性低于 0.33mmol/L，随访 1 年无复发）；显效 10 例（局部红肿热痛消失，关节功能基本恢复，血尿酸正常）；有效 7 例（局部红肿热痛减轻，关节活动功能改善，血尿酸接近正常范围）；无效 1 例（症状未改善，血尿酸未下降）。总有效率 97.06%。其中 1 个疗程临床治愈 10 例，2 个疗程临床治愈 6 例。

【来源】张文明，陈孔亮. 白虎加桂枝汤治疗急性痛风性关节炎 34 例. 时珍国医国药，2001，12（7）：670

祛风宣痹汤治疗

土茯苓 30g　忍冬藤 30g　滑石 30g　赤小豆 30g　丝瓜络 20g　薏苡仁 20g　草薢 15g　威灵仙 15g　防己 12g　秦艽 12g　栀子 12g　蚕沙 10g　泽泻 9g　地龙 9g

【用法】水煎服，上下午各服 1 次，每日 1 剂。以 2 周为 1 个疗程，治疗期间禁用动物内脏等高嘌呤饮食、辛辣刺激食物及酒类，避免劳累、受寒等。

【功效】清热利湿，解毒泄浊。

【适应证】**痛风性关节炎（湿热瘀阻型）**。症见：突然发病，发病部位红肿热痛，伴高尿酸血症、口苦脘闷、舌苔黄腻。

【疗效】治疗1周后，52例患者中显效8例（主要症状消失，关节功能基本恢复，血尿酸<416mmol/L，血沉、白细胞计数基本恢复正常值水平，临床及实验指标改善>66.7%），有效35例（主要症状基本消失，关节功能有所改善，血尿酸、血沉、白细胞计数等有所下降，临床及实验指标改善>33.3%），无效9例（与治疗前比较，各方面均无明显改善，临床及实验指标改善<33.3%），显效率为15.3%，总有效率为82.7%，治疗2周后，52例患者中痊愈6例，显效25例，有效15例，无效6例，显效率为42.3%，总有效率88.5%。

【来源】黄江涛．祛风宣痹汤治疗痛风性关节炎52例．陕西中医，2007，28（8）：1013

🪷 加减木防己汤

防己30g　滑石20g　薏苡仁20g　石膏30g　桂枝10g　通草10g　杏仁12g

【用法】水煎服，每日1剂，分3次服。7天为一个疗程，连服2~3个疗程。

【功效】清热利湿，通络止痛。

【适应证】**痛风性关节炎（湿热痹阻经络型）**。常以急性单关节炎发病，关节红、肿、热、剧痛和拒按，多以脚趾第一跖趾关节红肿疼痛为首发症状，或手指关节、腕关节、踝关节等活动不同程度受限，舌质淡红，或有瘀点，或有齿印，舌苔薄白，或白厚，或黄腻，脉象弦、滑。

【临证加减】疼痛剧烈加姜黄15g、海桐皮15g；热重加知母10g、桑叶10g；肿甚加萆薢12g、苍术10g、甲珠10g；无汗加羌活10g、细辛3g；汗多加黄芪15g、炙甘草6g；兼痰饮加半夏10g、厚朴10g、广皮10g。

【疗效】共治疗55例，临床痊愈29例（症状完全消失，关节功能恢复正常。主要实验室检查指标正常），显效11例（主要症状消失，主要关节功能基本恢复，主要实验室检查指标基本正常），有效13例（主要症状消失，主要关节功能及实验室检查指标有所改变），无效2例（与治疗前比较，各方面均无改善），总有效率96.36%。

【来源】高成芬，刘咏梅．加减木防己汤治疗急性痛风性关节炎55例．四川中医，2003，21（2）：42-43

🪷 茵陈五苓散加减

土茯苓 60g 猪苓 15g 泽泻 20g 茵陈 20g 防己 15g 黄芪 30g
川草 30g 滑石 15g 白茅根 30g 牛膝 15g 元胡 12g 白芍 30g 甘
草 6g

【用法】水煎服，每日 1 剂，分 2 次服。10 天为 1 个疗程。

【功效】清热解毒，利湿泄浊。

【适应证】**痛风性关节炎（湿毒痹阻型）**。症见：发作时以关节红、肿、热、痛为特点，常因过食肥甘厚腻之品及饮酒而发，严重者导致功能障碍。

【临证加减】热盛者加忍冬藤 10g、连翘 10g、黄柏 10g；津液耗伤者加生地 10g、玄参 10g、麦冬 10g；肿痛较甚者加乳香 10g、没药 10g、秦艽 10g、络石藤 10g、海桐皮 10g；关节周围红斑者加生地 10g、丹皮 10g、赤芍 10g；下肢痛甚者加木瓜 10g、独活 10g；上肢痛甚者加羌活 10g、威灵仙 10g、姜黄 10g。

【疗效】98 例经 2～4 个疗程治疗，临床治愈 69 例（关节红、肿、热、痛症状消失，血尿酸恢复正常，观察 6 个月无复发），占 70.4%；有效 25 例（关节红、肿、热、痛减轻，血尿酸下降，观察 6 个月无加重），占 25.5%；无效 4 例（关节红、肿、热、痛症状无改善，血尿酸未改变或升高），占 4.1%。有效率为 95.9%。

【来源】唐贞力. 茵陈五苓散治疗急性痛风性关节炎 98 例. 安徽中医临床杂志，2002, 14（6）：464

🪷 祛风定痛汤

青风藤 60g 薏苡仁 30g 土茯苓 30g 败酱草 30g 车前子（包煎）30g 泽泻 30g 山慈菇 10g 元胡 15g 苍术 15g 赤芍 15g 黄柏 15g 玄参 15g 川牛膝 15g

【用法】水煎服，每日 1 剂，分 2 次服。10 天为 1 个疗程。

【功效】清热祛风除湿，活血通络定痛。

【适应证】**痛风性关节炎（湿热痹阻型）**。高尿酸血症和尿酸盐结晶沉积所致的特征性关节炎，关节红、肿、热、痛，严重者可出现关节致残，肾功能不全。

【疗效】治疗组 34 例，其中临床痊愈 16 例（症状完全消失，关节功能恢复正常），显效 10 例（主要症状消失，关节功能基本恢复），有效 6 例（主要症状基本消失，主要关节功能有所改善），无效 2 例（各方面均无改善），总有效率94.2%。

【来源】陈慕芝，巴燕，邢铁艳. 祛风定痛汤治疗痛风性关节炎 68 例临床观察. 新疆中医药，2011，29（2）：19～20

清热定痛汤

黄柏 10g　知母 10g　生地 10g　虎杖 15g　木瓜 15g　忍冬藤 20g　威灵仙 20g　山慈菇 20g　紫花地丁 30g　半枝莲 30g　桂枝 6g　生甘草 6g

【用法】水煎服，每日 1 剂，分 2 次服。10 天为 1 个疗程。

【功效】清热胜湿，宣痹通络。

【适应证】**痛风性关节炎（湿热蕴结型）**。症见：下肢小关节猝然红肿疼痛，拒按，触之局部灼热，得凉则舒。伴有发热口渴、心烦不安、尿溲黄。舌红，苔黄腻，脉滑数。

【疗效】本方治疗 36 例，结果治愈 22 例（症状消失，实验室检查正常），好转 11 例（关节肿胀消失、疼痛缓解，实验室检查有改善），无效 3 例（症状及实验室检查无变化）。总有效率91.7%。

【来源】王倩，程桂英. "清热定痛汤" 治疗湿热蕴结型痛风性关节炎 36 例临床观察. 江苏中医药，2012，44（12）：40～41

二妙散加味

苍术 12g　黄柏 12g　牡丹皮 12g　赤芍 12g　没药 10g　元胡 10g　金银花 15g　连翘 15g　土茯苓 30g　猪苓 15g　海桐皮 12g　汉防己 10g　秦艽 10g　薏苡仁 30g

【用法】水煎服，每日 1 剂，分 2 次服。10 天为 1 个疗程。

【功效】清热除湿，活血祛风通络。

【适应证】**痛风性关节炎（湿热阻络型）**。

【疗效】本组病例 98 例，显效 64 例（关节红肿痛消失，局部无任何反应，活动如常，血尿酸值降至正常范围）；有效 28 例（关节肿胀消减，疼痛缓解，血尿酸值下降，但未达到正常范围）；无效 6 例（关节红肿热痛症状改变不明显，活动仍受影响，血尿酸值未下降），总有效率为93.87%。

【来源】李春明. 二妙散加味治疗痛风性关节炎 98 例疗效观察. 云南中医中药杂志, 2012, 33 (4): 47

化浊汤

土茯苓 45g　草薢 20g　生薏苡仁 20g　当归 15g　桃仁 10g　红花 10g　僵蚕 10g　地龙 10g　银花藤 15g　元胡 10g　甘草 5g

【用法】水煎服，每日 1 剂，分 2 次服。10 天为 1 个疗程。

【功效】泄化浊瘀，通经蠲痹。

【适应证】**痛风性关节炎（浊毒瘀滞，痹阻经脉型）**。症见：关节剧痛而惊醒，痛如刀割，动则加剧，皮肤呈桃红色，触痛明显，局部皮肤温度升高，关节活动受限。精神欠佳，畏寒，周身不适，脉细数，舌暗红苔黄腻。

【疗效】本方治疗 36 例，结果治愈 28 例（关节肿痛消失，关节功能及形态均恢复正常，血尿酸降至 400mol/L 以下），占 78%，有效 7 例（关节肿痛减轻，关节功能及形态尚未恢复正常，血尿酸 400mol/L ~ 416mol/L），占 19%，无效 1 例（临床症状及血尿酸浓度无明显改善或改善甚微），占 3%，总有效率 97%。

【来源】生娣，时文婷，龚彩虹. 化浊汤治疗急性痛风性关节 36 例. 实用中医药杂志，2012，28 (8): 651

柳豆叶合方

柳豆叶 30g　土茯苓 20g　草薢 15g　黄柏 15g　川牛膝 15g　甘草 3g

【用法】水煎服，每日 1 剂，分 2 次服。10 天为 1 个疗程。

【功效】清热解毒，活血利湿。

【适应证】**痛风性关节炎（热毒瘀滞型）**。

【疗效】本方治疗 30 例，结果临床痊愈 15 例（关节及肌肉等局部症状、疼痛、红肿、压痛、发热等完全消失，关节功能恢复正常，血沉、CRP、白细胞计数等主要理化检查指标正常），显效 11 例（关节功能基本恢复，主要理化检查指标基本正常），有效 4 例（主要症状基本消失，主要关节功能及主要理化检查指标有所改善），无效 0 例（上述症状、体征及理化检查均无变化），总有效率 100%。

【来源】禹建春，何建军，罗向华，等. 柳豆叶合方治疗急性痛风性关节炎 30 例疗效观察. 浙江中医杂志，2012，47 (7): 517

第四节 化脓性关节炎

化脓性关节炎是指关节部位受化脓性细菌引起的感染。感染途径多数为血源性传播，少数为感染直接蔓延。

本病常见于 10 岁左右儿童。最常发生在髋关节和膝关节。以单发关节为主。髋关节由于部位深的关系，或因全身其他部位感染症状所掩盖，而被漏诊或延误诊断，使关节丧失功能常有发生。所以早诊断，早治疗是确保本病关节功能不致发生障碍和丧失的关键。

诊断要点：①询问身体有无感染灶及外伤史。②全身表现有起病急、食欲差、全身不适、畏寒及高热等。③局部表现有关节疼痛、肿胀、积液、皮肤温度增高、关节拒动及呈半屈曲位。可发生生理性脱位。④关节穿刺液呈混浊样或脓性。应送常规检查，革兰染色查细菌、细菌培养及药物敏感验。⑤白细胞总数及中性粒细胞数明显增加、血沉增快，血培养可阳性。⑥X 线摄片早期关节间隙变宽，较晚期间隙变窄，晚期关节破坏，关节间隙消失等表现，早期应与对侧关节对比。

败酱草汤

败酱草 30g　黄芩 9g　黄连 6g　栀子 12g　桔梗 15g　连翘 12g
板蓝根 15g　马勃 9g　僵蚕 6g　升麻 9g　桃仁 9g　甘草 6g

【功效】清热解毒，凉血祛瘀。

【适应证】**化脓性关节炎（热毒内蕴型）**。症见：关节红肿热痛，皮肤温度增高，穿刺液呈混浊样或脓性，舌质红，苔黄，脉数。

【用法】水煎服，每天 2 次，每日 1 剂。

【临证加减】暑湿重者加佩兰 5g、薏苡仁 10g；热毒余邪重者，加生地黄 10g、牡丹皮 8g；蓄瘀化热者，加红花 7g、丹参 9g、三七 7g。

【来源】戴珍. 重用败酱草治疗化脓性关节炎. 中医杂志，2002，12（43）：12

犁头草

犁头草（鲜品）30 ~ 100g

【用法】内服：加水两碗半，煎取汁大半碗，分2次温服，每日1剂。外用：犁头草鲜品50~100g捣烂调匀，外敷患处。每日1剂。

【功效】清热解毒。

【适应证】**化脓性关节炎（热毒内盛，血凝毒聚型）**。症见：关节红肿热痛，脓性分泌液渗出，活动不适，舌质暗淡，瘀斑，苔黄，脉弦细数。

【临证加减】证属病后余毒，气血两虚者，加用黄芪20~50g。

【疗效】本组12例，2~5个疗程后，临床治愈6例（关节红肿热痛消退，无脓性分泌液渗出，伤口愈合，无遗留关节畸形或虽然遗留不同程度关节畸形，但活动无不适感，血沉在20mm/h以内）；显效2例（关节红肿热痛基本消退，无或极少量脓性分泌液渗出，伤口基本愈合，无遗留关节畸形或虽然遗留不同程度关节畸形，但活动尚可，血沉在25mm/h左右）；好转3例（关节红肿热痛大部分消退，脓性分泌液渗出减少，伤口基本愈合，遗留不同程度关节畸形，活动尚可，血沉较前改善）；无效1例（关节红肿热痛无消退，脓性分泌液仍见渗出，伤口不愈合，遗留关节畸形，活动欠佳，血沉无明显改善甚至加重）。

【来源】郑晓辉，沈泽培，黄枫．犁头草治疗化脓性关节炎．中医药学刊，2005，8（23）：1526

🌸 托里透脓汤加减

　　白芷6g　当归9g　黄芪20g　人参6g　白术12g．穿山甲6g　皂角刺9g　升麻9g　生草6g　蒲公英12g　菊花12g　银花15g　苦参12g

【功效】清热解毒，托里透脓。

【适应证】**化脓性关节炎（热毒炽盛型）**。症见：关节红肿热痛，脓性分泌液渗出，活动不适，舌质红，苔黄，脉数。

【用法】水煎服，每天2次，每日1剂。

【临证加减】热盛者酌加石膏20g、知母12g；疼痛明显者加白芍15g、元胡12g。

【疗效】以本方治疗15例，良3例，差2例，1例。经手术切开灌注冲洗2周配合抗生素治疗后痊愈。优良率达90%。

【来源】刘会飞，刘军民，楚向东．托里透脓汤化裁配合关节灌洗治疗化脓性关节炎20例．现代中医药，2007，27（5）：27

🪷 仙方活命饮

归尾 10g 白芷 10g 浙贝母 10g 防风 10g 赤芍 10g 皂角刺 10g 天花粉 10g 金银花 10g 陈皮 10g 乳香 7g 没药 7g 穿山甲 7g 甘草 5g

【用法】水煎服，每天 2 次，每日 1 剂。

【功效】清热解毒，消肿溃坚。

【适应证】**化脓性关节炎（热毒内盛型）**。症见：关节部红、肿、热、痛、拒按、得热痛剧，遇冷痛缓，发热，汗出，舌质红，苔薄黄或黄腻，脉浮数。

【临证加减】若热甚者可加黄连 3g、知母 10g；湿胜者加防己 10g、秦艽 10g。

【疗效】以本方治疗化脓性关节炎 27 例，结果痊愈 24 例（关节红肿、热痛消失，无汗出，无发热，血常规恢复正常），显效 2 例（关节红、红、肿、热、痛明显减轻，血常规正常），无效 1 例（关节偏红、肿、热、痛，血常规白细胞仍高）。

【来源】高智岐. 仙方活命饮治疗急性化脓性关节 27 例. 社区中医药，2010，20（12）：152

🪷 五味消毒饮合五神汤加减

银花 15g 牛膝 10g 车前子 10g 紫花地丁 10g 茯苓 10g 野菊花 10g 天葵子 6g 蒲公英 10g 大豆卷 10g 白蔻仁 10g 牛蒡子 10g 鲜佩兰 10g 栀子 9g 薏苡仁 10g

【用法】水煎服，每天 2 次，每日 1 剂。

【功效】消暑化湿，清热解毒。

【适应证】**化脓性关节炎（暑湿热毒型）**。症见：寒战高热，头痛如裹，身体困痛，不思饮食，小便短赤。局部关节处筋骨隐痛，活动则疼痛加剧，继则焮热肿胀，皮色微红，压痛点在关节线而不在骨端。舌苔黄腻，脉滑。

【加减运用】若热毒偏者，加黄连 10g、黄芩 10g；湿邪偏盛者，加滑石 10g、苍术 10g。

【来源】周世印. 辨证治疗化脓性关节炎的体会. 中原医刊，1990，（5）：33

🪷 荆防败毒散加减

荆芥 6g　防风 6g　柴胡 10g　前胡 6g　川芎 6g　枳壳 10g　羌活 6g　独活 6g　茯苓 10g　桔梗 6g　半夏 6g　佩兰 9g　甘草 6g

【功效】辛温解毒，散风祛湿。

【适应证】化脓性关节炎（风寒外束型）。症见：憎寒壮热，无汗头项强痛，肢体酸痛，胸膈痞满。鼻塞声重，咳嗽有痰，大便稀溏，局部关节漫肿隐痛。屈伸不利，沉重无力。舌苔白腻，脉浮紧。

【用法】水煎服，每天 2 次，每日 1 剂。

【来源】周世印．辨证治疗化脓性关节炎的体会．中原医刊，1990，(5)：33

第五节　创伤性骨关节炎

创伤性关节炎又称外伤性关节炎、损伤性骨关节炎，它是由创伤引起的以关节软骨的退化变性和继发的软骨增生、骨化为主要的病理变化，以关节疼痛、活动功能障碍为主要临床表现的一种疾病。临床上多见于踝关节，严重者肢体肌肉萎缩，关节肿大或关节腔积液。

本病的诊断要点是：①有慢性积累性关节损伤史或有明显的外伤史，发病过程缓慢。②早期受累关节酸痛，运动僵硬感，活动后好转，但过劳后症状又加重。③后期关节疼痛与活动有关，活动时可出现粗糙摩擦感，可出现关节交锁或关节内游离体，关节变形。④X 射线检查，可见关节间隙变窄，软骨下关节面硬化，关节边缘有程度不等骨刺形成。晚期可出现关节面不整，骨端变形，关节内有游离体。

🪷 二草栀钱汤合手法

炙马钱子　栀子各 50g　伸筋草　透骨草　木瓜　威灵仙　骨碎补各 25g　川芎　五加皮　苏木　乳香　没药　细辛　枳壳　独活　牛膝各 15g

【用法】上药共研粗末，加水浸泡 0.5 小时后，煮沸 20 分钟，加入白醋 1kg，待水温适宜，置于患关节下熏洗 20 分钟，然后将药液热敷关节处 20 分钟，每日 2 次，边熏洗边活动关节。

手法治疗：①松解法；用掌根部大小鱼际、拇指采用按、揉、搓等手法松解踝关节及小腿肌肉、跟腱共 5 分钟。②理筋法：用拇指指腹顺着或垂直于肌腱走行方向采用捋法、拨法理顺胫前后肌腱，腓骨长短肌腱，趾伸屈肌腱，共 5 分钟。③点穴法：点按悬钟、复溜、三阴交、足三里、太溪、解溪、委中、内庭等穴，每穴共 5 分钟。④扳法：分别将踝关节置于背伸、跖屈、内外翻位，各保持 1 分钟。保持时配合手法按揉进一步松解关节囊；⑤摇拨法：一手扶踝背，一手扶足背，分别进行顺逆时针的摇法，可同时施加牵引，共 3 分钟。以上手法均在中药熏洗后进行。

【功效】活血化瘀，祛风通络止痛，利水消肿。

【适应证】**踝关节创伤性关节炎（外邪客犯型）**。症见：腰膝冷痛，局部沉重，自觉发凉，得温则减，遇阴雨加剧，关节活动受限，舌淡红、苔白滑，脉沉缓。

【疗效】痊愈 18 例，显效 24 例，有效 9 例，无效 3 例。

【来源】李玉奎，岳宗进，和艳红，等．二草栀钱汤熏洗配合手法治疗踝关节创伤性关节炎．实用中西医结合临床，2008，8（6）：28 - 29

🪷 双柏散

大黄 2 份　侧柏叶 2 份　黄柏 1 份　泽兰 1 份　薄荷 1 份

【用法】上药按比例制成粉末，倒入碗内加入适量的蜂蜜和水调成糊状，生理盐水棉球擦洗患处皮肤，将调好的药物平摊在胶布上，厚薄适中然后放入微波炉中加热 8 分钟后敷在患处。每天 1 剂，每帖敷 8 小时，一般在受伤48 小时后外敷，如有皮肤过敏立即停药。

【功效】活血化瘀，消肿止痛。

【适应证】**创伤性关节炎（损骨血凝型）**。症见：患处疼痛，痛势剧烈，似同针刺，固定不移，动则加剧，功能受限，少气自汗，舌质暗或有瘀斑，脉弦紧。

【疗效】治愈 30 例，有效 6 例。

【来源】闫春歌，景向东，李轶，等．双柏散治疗早期颞下颌关节创伤性关节炎临床观察．新中医，2007，39（4）：39 - 40

🪷 外伤洗药方

天南星　半夏　生川乌　生草乌　川椒各 10g　威灵仙　五加皮

海桐皮　防风　徐长卿各15g　乳香　没药　三棱　莪术各12g　细辛9g　牛膝　独活各10g（外洗时可加樟脑、冰片增强药物渗透力）

【用法】上药加水4000ml，水开后煎20分钟成药约3000ml，先以毛巾浸透药液后热敷患处10次左右，约10分钟，再将踝关节整个浸入药液中浸泡，药液变凉后可再加热，浸泡时间约30分钟，水温控制在40℃～50℃为宜。浸泡同时用手按摩踝关节周围。洗完后在医师指导下适度进行功能锻炼，不能因患者自觉症状减轻便加大活动量。日1剂，2次／日，10天1个疗程。

【功效】祛风除湿，温经散寒，舒筋活络，通利关节。

【适应证】踝关节创伤性关节炎（外邪客犯型）。症见：腰膝冷痛，局部沉重，自觉发凉，得温则减，遇阴雨加剧，关节活动受限，舌淡红、苔白滑，脉沉缓。

【疗效】42例症状消失，28例显效，25例有效，6例无效。

【来源】欧阳南，周莉萍，刘凯．外伤洗药方治疗踝关节创伤性关节炎121例临床观察．中国社区医师．医学专业，2012，14（299）：216

小活络丹加减方

川草乌6g　制南星10g　地龙15g　制乳没10g　䗪虫15g　鸡血藤30g　秦艽15g　泽兰叶15g　猪苓15g　知母肉12g　泽泻12g　黄柏10g　川牛膝12g　甘草8g

【用法】水煎，日1剂，分3次餐后服，30天为1个疗程，治疗2～3个疗程。

【功效】补益肝肾，强筋壮骨，活血通络，利水消肿除湿，宣痹止痛。

【适应证】创伤性关节炎（骨损血凝型）。症见：患处肿痛，关节活动障碍，舌红苔白脉涩。

【临证加减】血瘀甚者加三棱10g，莪术10g；气血亏虚者加当归15g，黄芪30g。

【疗效】治疗3个月后，本组治愈27例，有效8例，无效2例，有效率94.6%。

【来源】李明哲，王志方，王风雷．小活络丹加减治疗创伤性关节炎．河南中医学院学报，2009，24（140）：81－82

叶氏熏洗方

伸筋草15g　透骨草15g　五加皮12g　三棱12g　莪术12g　秦艽

12g　海桐皮 12g　牛膝 10g　木瓜 10g　红花 10g　苏木 10g

【用法】将中药置于熏蒸床蒸锅中，加水 3000ml，煎煮 20 分钟，先用蒸汽熏蒸患处，待药液温度适宜后将患处浸泡其中，每次 1 小时，1 天 1 次，10 次为 1 个疗程。

【功效】温经散寒，活血通络，舒筋止痛。

【适应证】**创伤性关节炎（外邪客犯型）**。症见：关节疼痛，遇寒加甚，舌质红苔淡白、脉涩。

【注意事项】防烫伤，防过敏，防止虚脱。治疗结束后立即包裹患处关节，慎避风邪。

【疗效】本组治愈 37 例，有效 11 例，无效 2 例，总有效率 96.00%。

【来源】叶坤松，柴林巧．中药熏洗结合关节松动术治疗创伤性关节炎 50 例．中医外治杂志，2010，20（6）：23

杨氏温经熏洗方

川芎 30g　当归 30g　伸筋草 40g　羌活 40g　鸡血藤 30g　独活 30g　牛膝 30g　红花 30g　威灵仙 30g　防风 30g　木瓜 30g　桂枝 30g　苏木 40g　艾叶 40g　乳香 40g　没药 40g

【用法】将上药混合，装入大小适当的布袋中，扎口放入 2000ml 水的盆中，浸泡 2 小时，煮沸后文火煎 30 分钟，将患肢置入盆上用蒸汽熏蒸，待水温下降能为人体耐受时用药液淋洗患踝关节 3~5 分钟，将布袋挤干，置于患处热敷，凉后再加热，如此反复。每次熏洗 30 分钟，每天 2 次，每剂药用 2 天，10 天为 1 个疗程。治疗期间注意休息和保暖。

【功效】祛除风寒湿邪，温经通络，活血化瘀。

【适应证】**踝关节创伤性关节炎（肝肾亏虚型）**。症见：关节畸形、隐痛酸痛、面色苍白、头晕目眩、乏力自汗、舌质淡苔白、脉虚。

【临证加减】若风邪偏胜，症见疼痛向近端及足背放射，上方加防风 20g；若寒邪偏胜，症见疼痛遇寒加重，上方加川乌 15g；湿邪偏重，症见疼痛重着，麻木，上方加薏苡仁 20g，苍术 20g；若热邪偏重，症见局部红肿较重，上方加忍冬藤 20g，连翘 20g。

【疗效】本组 150 例中治疗最少 1 个疗程，最多 3 个疗程。均在停止治疗 4 周后评定疗效。痊愈 44 例，显效 69 例，有效 31 例，无效 6 例。有效率为 96%

【来源】杨焱，申根雷，黄承才．中药熏洗治疗 150 例踝关节创伤性关节炎的体会．

华北煤炭医学院学报，2007，9（6）：850

朱氏温经熏洗方

苏木 15g　红花 15g　当归 20g　川楝子 30g　姜黄 12g　川牛膝 30g　羌活 15g　白芷 15g　透骨草 30g　威灵仙 15g　花椒 20g　海桐皮 30g　土茯苓 30g　五加皮 30g　忍冬藤 30g

【用法】加 3000ml 清水浸泡药物 30 分钟后大火煮沸，小火 20 分钟后熏蒸患处，待药液温度适宜（38℃～45℃）将踝关节完全浸泡于药液中，或毛巾浸透药液湿敷患处，持续 30 分钟。每日 1 剂，每日 2 次。熏洗结束后用干毛巾擦干患处，卧床休息，关闭病室门窗。

【功效】活血通络，祛风散寒除湿。

【适应证】**早期创伤性踝关节炎（外邪客犯型）**。症见：腰膝冷痛，局部沉重，自觉发凉，得温则减，遇阴雨加剧，关节活动受限，舌淡红、苔白滑，脉沉缓。

【疗效】治疗 40 例，痊愈 22 例，显效 13 例，有效 3 例，无效 2 例，总有效率 95.0%。

【来源】朱延民，梁洪忠. 中药熏洗治疗早期创伤性踝关节炎 40 例. 河北中医，2011，33（4）：525－526

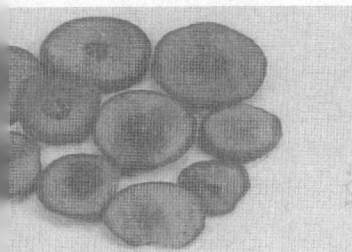

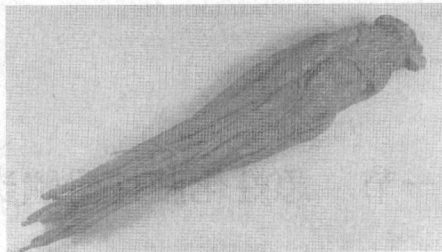

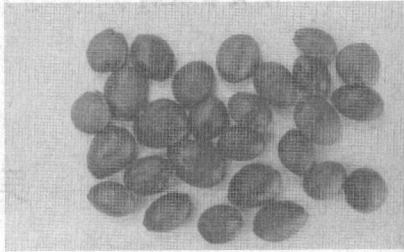

骨痈疽

骨痈疽是由化脓性细菌、寄生虫、病毒侵入骨、关节，引起的化脓性感染性病变。骨组织的化脓性感染，称为化脓性骨髓炎；关节的化脓性感染，称为化脓性关节炎。

本病的感染途径：①身体其他部位感染的细菌经血液循环播散至骨骼，称为血源性骨髓炎；②开放伤感染，称为创伤后骨髓炎；③邻近软组织感染直接蔓延至骨骼，称为外来骨髓炎。

中医文献中，骨痈疽根据发病部位不同，名称甚多，如发于四肢长骨的有附骨疽、多骨疽、股胫疽、贴骨疽等名称，发于髋关节的名环跳疽，发于踝关节的名内踝疽、外踝疽、穿踝疽，发于肩关节的名肩中疽，发于肘关节的名肘疽。

骨痈疽的发生及其病理变化与机体的气血、脏腑、经络等功能强弱有密切关系。气血充足，脏腑壮实，经络通畅，则抗病力强，即使发病，其病理损害也较轻浅；反之，则损害严重，变化迅速。无论骨或关节痈疽，一旦发生，必致气血壅滞，经络阻塞。热毒炽盛时，更可耗气劫血，伤津夺液，进而累及脏腑。故本病虽表现在骨或关节局部，但与整体、正气密切相关。

第一节 急性化脓性骨髓炎

急性化脓性骨髓炎由化脓性细菌经血行感染引起骨髓炎，致病菌常为金黄色葡萄球菌，其原发病灶多为脓肿，各种炎症引起败血症侵入骨髓所致。

本病的诊断要点：①全身感染中毒症状：高热、寒战、乏力、头痛、心率快、恶心呕吐，或有意识障碍等。②局部症状：早期干骺端有明显痛及深压痛，数天后局部出现红、肿、热，邻近关节屈曲，有反应性积液，肌肉痉挛、疼痛，可形成软组织脓肿，亦可形成窦道。③化验白细胞总数及中性粒细胞升高，血沉增快，血色素下降，血及脓液细菌培养阳性。

三黄散

生大黄 30g　黄柏 30g　黄芩 30g

【用法】上药共研为粉，与清水 50ml、蜂蜜 30ml 共置一容器中并予加热，搅拌，煮成糊状，将一 30cm×20cm 大小蜡纸平铺，将煮好药糊平铺于蜡纸上，修整边缘，待温度降至 40℃ 左右时将药糊于患处，再予多头带或胶布外固定之，1 次/天，7 天为 1 个疗程，共 3~4 个疗程。

【功效】清热解毒，活血消肿。

【适应证】急性化脓性骨髓炎（邪毒壅盛型）。症见：寒战发热，早期多见局部剧痛、肤温升高、患肢呈半屈曲制动状，当骨脓肿撑破密质骨达骨膜下时，常伴剧痛，局部压痛，或有肢体纵轴叩击痛，可伴有红肿热痛明显，此为骨组织局部感染症状。严重者可发生中毒休克。

【临证加减】局部红肿热痛明显者可加用银花 20g、连翘 15g，疼痛剧烈者加用白芷 15g，高热伤阴者加用生地黄 20g，肿胀明显者加用泽兰 15g。

【疗效】以本方治疗急性化脓性骨髓炎 28 例。结果痊愈 25 例（全身症状及局部肿痛消失，溃疡疮口愈合，血常规正常，X 线摄片无死骨存在），好转 2 例（全身症状改善，肿痛减轻，血常规及体温接近正常，但伤口未愈合，X 线摄片有死腔，死骨存在），未愈 1 例（全身症状及局部肿痛不能控制，血常规及体温仍高，X 线摄片见病灶继续发展或转为慢性骨髓炎），治愈率 89.3%。

【来源】潘振欢．三黄散外敷治疗急性化脓性骨髓炎 28 例疗效观察．中医中药，2009，47（1）：96

五味消毒饮加减

金银花 20g　黄芪 20g　芒硝 20g　蒲公英 15g　陈皮 15g　木香 15g　鱼腥草 25g　大黄 30g（后下）　山楂 12g　神曲 9g

【用法】水煎服，每天 2 次，每日 1 剂。

【功效】清热解毒，通络止痛。

【适应证】**急性化脓性骨髓炎（初期）**。症见：患肢红肿热痛，病变干髓端压痛明显，肢体活动障碍，寒战，高热，体温可达 39℃以上，口渴，烦躁，小便黄赤，大便干燥，舌红，苔白厚或黄腻，脉洪数或弦滑。

【临证加减】肿甚加穿山甲 15g、皂角刺 10g；偏于寒者加羌活 10g、独活 10g、川芎 10g。

【来源】余志辉，夏大中，郭仁寿．中西医结合治疗急性化脓性骨髓炎 89 例．实用中医药杂志，2000，16（11）：32

托里消毒饮加减

当归 15g　穿山甲 15g　金银花 15g　生黄芪 20g　川芎 12g　皂角刺 9g　白芷各 9g　甘草 6g

【用法】水煎服，每天 2 次，每日 1 剂。

【功效】托里排脓。

【适应证】**急性化脓性骨髓炎（溃后期）**。症见：全身症状较酿脓期轻，局部溃破流脓，脓质稠黄，或稀薄有血性，周围红肿或不红肿，苔黄或白，脉洪数或较弱。

【来源】余志辉，夏大中，郭仁寿．中西医结合治疗急性化脓性骨髓炎 89 例．实用中医药杂志，2000，16（11）：32.

解毒透脓汤

金银花 20g　连翘 15g　黄芩 15g　黄连 10g　蒲公英 30g　紫花地丁 30g　鱼腥草 60g　透骨草 20g

【用法】早期每日 1 剂，水煎分 2 ~ 3 次服，当晚将药渣重新加水炖煎熏洗患处 30 分钟以上。外敷消肿膏，每日熏洗换药 1 次。

【功效】清热解毒，扶正祛邪。

【适应证】**急性化脓性骨髓炎（热毒壅滞型）**。症见：发热，寒战，局部肿胀明显，阵痛或刺痛，皮肤焮红光亮，按之肿硬中有软陷，苔黄厚，脉洪数。

【临证加减】若体弱气虚者加当归 15g、黄芪 25g；疼痛甚者加制乳香 12g、制没药 12g。

【来源】王文斌．中西医结合治疗急性化脓性骨髓炎．浙江中西医结合杂志，1997，7（5）：296

第二节　慢性骨髓炎

慢性骨髓炎是化脓性细菌侵入骨组织所引起的一种骨感染性疾病，往往反复发作多年不愈，严重影响患者身体健康和肢体功能，有时会因并发症而致终身残疾。大多数慢性骨髓炎是由于急性骨髓炎治疗不当或不及时而发展的结果。

本病的诊断要点：①骨髓炎的早期症状主要有寒战高热，肿痛，局部组织的血运障碍；②有炎性脓肿，伤口流脓流水，长期不愈合等，只要是伤口不愈合发炎深至骨骼就可以诊断为骨髓炎；③临床中往往把 X 光片作为诊断骨髓炎的重要依据。

🪷 地黄双花汤

生地 30g　金银花 30g　连翘 30g　当归 20g　赤芍 15g　透骨草 15g　陈皮 6g　甘草 6g

【用法】水煎服，每天 2 次，每日 1 剂。

【功效】育阴潜阳，活血驱邪。

【适应证】**慢性骨髓炎（气血亏虚，脾肾不足型）**。症见：有炎性脓肿，伤口流脓流水，长期不愈合，舌质淡，舌苔白，脉细滑。

【临证加减】口渴，加天花粉 15g；便秘者，加生大黄 9g；痛甚者，加乳香、没药各 9g；化脓者，加穿山甲 10g、皂角刺 9g。

【疗效】本组 158 例，经采用上述方法治疗疮，结果疮口、瘘管愈合，肿痛消失，X 线显示无死骨，病灶仅有残存阴影或明显缩小已趋于稳定者 127例，为治愈。疮口、瘘管已消失，但 X 线显示病灶无明显进步或改变不明显者 27 例，为显效。疮口、瘘管尚未愈合，X 线显示病灶有发展者 4 例，为无效。总有效率为 97.5%

【来源】赵兴无．地黄双花汤治疗急慢性骨髓炎 158 例．陕西中医，2004，25（8）：705

🌸 川黄燥湿汤

　　川牛膝 30g　生大黄 30g　赤芍 20g　苍术 30g　土茯苓 30g　蒲公英 30g　透骨草 20g　紫花地丁 30g　夏枯草 20g　黄柏 30g　甘草 10g　白头翁 30g

【用法】水煎液 3000ml 熏洗窦道，每次 30 分钟，一日 1 剂，冲洗后无菌凡士林油纱条引流窦道，无菌敷料包扎。

【功效】清解热毒，燥湿化瘀。

【适应证】**慢性骨髓炎（热毒瘀滞型）**。症见：局部红肿、疼痛、流脓，可伴有恶寒、发热等全身症状，反复发作，有时有小块死骨自窦道排出。窦道周围皮肤常有色素沉着，窦道口有肉芽组织增生。

【疗效】本组治疗 30 例，痊愈 20 例（局部红肿热痛消失，伤口愈合，瘢痕凹下 2 年以上，X 片示无死骨死腔存在）；好转 8 例（局部红肿热痛消失，伤口愈合 6 月以上，但患肢仍有疼痛，或其它发热诱发复发，患肢肿胀）；较差 2 例（经治疗病情好转，瘘管口未闭合或闭合后 3 月内又复发，X 光片示有死骨死腔存在）。总有效率 93.3%。

【来源】张东阳，王新卫，万明才．川黄燥湿汤外洗治疗慢性骨髓炎 30 例临床研究．中医临床研究，2012，4（1）：29

🌸 骨髓散

　　生黄芪 30g　乳香 12g　没药 12g　赤芍 15g　金银花 10g　紫花地丁 10g　连翘 10g　黄柏 8g　淫羊藿 10g　熟地 15g　甘草 6g

【用法】用原药研末，装胶囊，9g/次，2 次/天，温开水送服。

【功效】清热解毒，活血化瘀。

【适应证】**慢性骨髓炎（热毒瘀滞型）**。症见：患处红肿胀痛或伴有畏寒发热；患肢长期不愈的窦道，流脓，黄色分泌物或有小死骨排出。

【疗效】全部患者按疗程服用，服用时间最短 1 个疗程，最长 3 个疗程，平均 2.25 个疗程。结果治愈 46 例（全身症状及局部肿痛消失，患肢功能恢复，窦道疮口愈合，X 线摄片显示骨质破坏修复，死骨死腔消失）；显效 19 例（患肢功能恢复，窦道疮口愈合，X 线摄片示骨质破坏部分修复，病灶好转）；有效 18 例（全身症状及局部症状体征均有好转，窦道残留，疮口未愈，X 线摄片示骨质破坏趋于修复，病灶稳定为）；无效 13 例（全身及局部症状不能控制，X 线摄片示病灶继续发展）；总有效率 87%。

【来源】王羿，苏军，贺叶彬，等．骨髓散治疗慢性骨髓炎 96 例临床疗效观察．时珍国医国药，2007，18（9）：2236

双花芷辛甘汤加减

金银花 30g　白芷 15g　细辛 6g　甘草 6g

【用法】水煎服，每天 2 次，每日 1 剂。

【功效】活血化瘀，清热解毒。

【适应证】**慢性骨髓炎（热毒血瘀型）**。

【临证加减】若倦怠无力、脉迟缓，可加用黄芪 80g、当归 30g、党参 20g；若是热毒滞盛之证明显、脉洪数，可加用没药 20g、乳香 15g、土茯苓 15g、丹皮 10g、防风 10g、桔梗 10g。

【来源】姚增奇．采用中医治疗慢性骨髓炎的几点体会．中国中医药咨讯，2012，5（4）：325.

骨髓炎康丸

黄芪 35g　熟地黄 25g　党参 20g　当归 20g　桔梗 12g

【用法】以上诸药制备成水丸，每袋 6g。每次 6g，2 次/日，温开水送服。

【功效】清热利湿，托毒消肿。

【适应证】**慢性骨髓炎（湿毒内盛型）**。症见：形体羸瘦，四肢倦怠乏力，面色苍白或萎黄，舌质淡苔薄白或薄黄，脉细弱或沉迟。

【疗效】本组治疗 125 例，结果治愈 61 例（全身症状消失，肢体外形与功能正常，恢复正常工作，无疼痛，窦道闭合，X 线片示无死骨死腔，骨质病灶已修复，骨质密度均匀，随访 6 个月无复发），显效 26 例（全身症状消失，肢体外形基本正常，功能良好，能完成一般工作，无疼痛，窦道基本稳定，X线片示无死骨死腔，骨质病灶稳定，骨质密度均匀，局部骨质硬化，随访6个月无复发），有效23例（全身症状减轻，肢体轻度畸形，功能部分障碍，能完成一般工作，时有疼痛，窦道基本稳定，X线片示骨质病灶稳定，骨质密度不均匀，局部骨质硬化），无效15例（全身症状减轻或无变化，肢体畸形和功能障碍较显著，生活需照顾，时有疼痛，窦道不稳定，X线片示骨质病灶不稳定，骨质密度不均匀，局部骨质硬化，有死骨死腔），总有效率88%。

【来源】王春秋，柴淑静，王新卫. 骨髓炎康丸治疗慢性骨髓炎疗效观察. 陕西中医，2012，31（12）：1621.

四妙散合阳和汤加减

黄芪20g　金银花15g　当归10g　甘草6g　熟地黄10g　鹿角胶10g　肉桂6g　白芥子10g　麻黄10g　炮姜10g　陈皮6g　苍术10g

【用法】水煎服，每天2次，每日1剂。

【功效】补肾养血，温经散寒，托里排脓。

【适应证】**慢性骨髓炎（脓毒蚀骨型）**。症见：寒战高热，患肢疼痛彻骨，不能活动，动则剧痛，局部胖肿，皮肤焮红灼热，舌质暗，舌苔薄，脉细弱。

【临证加减】肿甚者，加黄柏10g、赤芍10g；疼痛甚者，加乳香10g、没药10g。

【疗效】本组治疗56例，结果治愈42例（全身症状及局部肿痛消失，溃后疮口愈合，X线摄片无死骨存在），好转12例（全身症状改善，肿痛减轻，但疮口未愈合，X线摄片有死腔、死骨存在），未愈2例（全身症状及局部症状不能控制，X线摄片见病灶继续发展）。有效率96.43%。

【来源】王长宏. 四妙散合阳和汤加减治疗慢性骨髓炎56例. 中医研究，2012，25（3）：38

浴敷散

芒硝400g　硼砂90g　冰片10g

【用法】上方药物分别粉碎后充分和匀，袋装密封备用，每袋500g，乘热熏蒸、淋洗、浸浴患处，洗浴时应尽量调整体位，使伤口能够充分浸浴，同时轻轻挤压伤口周围，并尽量排净创口内的脓水，每次洗浴30分钟左右，每天 2 次。

【功效】解毒消肿，软坚散结。

【适应证】**慢性骨髓炎（热毒内盛型）**。

【来源】张玉镇. 浴敷散治疗慢性骨髓炎 21 例分析. 中医外治杂志，2004，13（4）：45

第三节 硬化性骨髓炎

硬化性骨髓炎是发生在长管状骨骨干骨组织的一种低毒性感染，以胫骨最常见。其早期临床症状轻微，病程长且易复发，严重影响身体健康和劳动能力。

硬化性骨髓炎为骨的进行性、广泛性和硬化性炎症，因炎性反应致骨髓腔内发生广泛纤维化，血循环发生障碍，骨内的氧张力下降，促使骨内膜下骨样组织增生，沉积和钙化，Haver 管阻塞出现反应性骨内膜增厚，骨皮质呈梭形增生一系列病理变化。这种变化比较局限，也比较轻。和一般化脓性骨髓炎不同，它不会产生脓肿、死骨和形成瘘管。有少数伤口可能有些脓液和肉芽组织，培养可能有黄色葡萄球菌生长。减压术钻孔引流或开槽刮术，去除髓腔内炎性肉芽组织，放置抗生素，创口可一期愈合。

🌸 化瘀散

熟地黄 40g 黄芪 30g 山茱萸 20g 党参 20g 茯苓 20g 白术 15g 山药 20g 川续断 20g 菟丝子 20g 穿山甲 15g 王不留行 15g 丹参 25g 皂角刺 15g 鳖甲 25g 阿胶 20g 千金子 15g 五倍子 15g 蜈蚣 1 条 梅片少许 麝香少许

【用法】上药共研细末，过 100 目筛，装 0 号胶囊备用，每天 3 次，每次 2 粒，黄酒送服。

【功效】清热解毒，托里透脓。

【适应证】**硬化性骨髓炎（气滞血瘀型）**。症见：骨质增厚硬化，局部疼痛、压痛，不红不热，舌淡红，苔薄，脉弦。

【疗效】共治疗 23 例，优 16 例（全身及局部症状消失，皮肤无粘连，症状无复发，能从事体力劳动。X 光片显示骨皮质变薄、密度减低，髓腔畅通并扩大，虫蚀样或空洞样透亮区消失），良 5 例（全身及局部症状消失，皮肤无粘连，随天气变化时有疼痛感，能从事轻体力劳动。X 光片显示骨皮质密度减低，髓腔畅通不明显，虫蚀样或空洞样透亮区消失），可 2 例（全身及局部症状消失，皮肤与骨质部分粘连，时有酸痛感，劳累后加重，能胜任一般工作。X 光片显示骨质无明显变化，虫蚀样或空洞样透亮区隐现），差 0 例（全身及局部症状无明显改善，皮肤与骨质粘连明显，大面积贴骨瘢痕形成。X 光片与治疗前相比无明显改变），优良率 91.3%。本组 23 例均做 2～7 年随访，均无病理性骨折，无 1 例骨髓炎复发。

【来源】孙洪林，李树伟. 中西医结合治疗硬化性骨髓炎 23 例. 中医研究杂志，2007，（20）：7

活血顾津汤

当归 10g　丹参 9g　生乳香 6g　没药 6g　金银花 15g　透骨草 10g　黄芪 15g　玄参 15g　生地 12g　熟地 12g　天花粉 10g　甘草 3g　三七粉 3g

【用法】水煎服，每天 2 次，每日 1 剂。

【功效】清热解毒，活血化瘀，益气养阴。

【适应证】**硬化性骨髓炎（气血虚弱，瘀血内阻型）**症见：局部红紫肿硬，剧烈凿样疼痛，甚至彻夜不眠，肢体眴动，舌紫暗，苔黄厚，光滑，脉微细。

【来源】杨文水. 治疗硬化性骨髓炎 62 例临床观察. 专科病治验，1986，2（2）：17

六味地黄汤加减

熟地 40g　枣皮 20g　白术 20g　知母 20g　丹皮 12g　泽泻 12g　茯苓 12g　黄柏 12g　青蒿 12g　龟胶 30g　山药 15g　黑芝麻 15g　地骨皮 15g　鳖甲 15g

【用法】水煎服，每天 2 次，每日 1 剂。

【功效】补肾填髓。

【适应证】**硬化性骨髓炎（肾虚髓亏型）**。症见：患处疼痛，尤以夜间为剧，伴有头晕耳鸣，骨蒸盗汗，手足心热，舌红少苔，脉细数。

【来源】巫克凤. 六味地黄汤加减治疗硬化性骨髓炎. 四川中医, 1995, (3)：49

🪷 阳和汤加减

　　熟地18g　白芥子10g　鹿角胶9g　姜炭2g　麻黄3g　肉桂2g
丹参10g　王不留行10g　穿山甲10g　蜈蚣2条　甘草6g　三七粉3g

【用法】水煎服，每天2次，每日1剂。

【功效】温阳散寒，活络止痛。

【适应证】**硬化性骨髓炎（阳虚血瘀型）**。症见：骨质坚硬或有窦道形成，皮肤枯槁，肌肤甲错，或局部变形凹凸不平，肌肉萎缩，坚贴于骨，局部剧痛，夜间疼痛加剧，可呈钻凿样痛。兼见形寒肢冷，脉细或有全身不适。

【来源】杨文水. 中药为主治疗硬化性骨髓炎560例. 北京中医学院学报, 1991, 14(2)：25

🪷 调瘀肾气汤

　　党参10g　熟地18g　山药12g　丹皮9g　山萸肉12g　泽泻6g
茯苓9g　麦冬12g　龙骨10g　砂仁6g　黄柏9g　地骨皮9g　鸡血藤12g　刘寄奴10g　制乳香　制没药各6g　三七粉5g（冲服）

【用法】水煎服，每天2次，每日1剂。

【功效】补肾健脾，活血祛瘀。

【适应证】**硬化性骨髓炎（肾虚血瘀型）**。症见：患骨坚硬如石，局部肿胀，不红微热、钝痛，夜间疼痛加剧。患部形色紫暗，皮肤枯槁，举动艰难，甚至寒热交作，饮食无味，日渐消瘦，或有窦道，局部肌肉坚贴于骨，压痛明显，脉细涩无力。

【来源】杨文水. 中药为主治疗硬化性骨髓炎560例. 北京中医学院学报, 1991, 14(2)：25

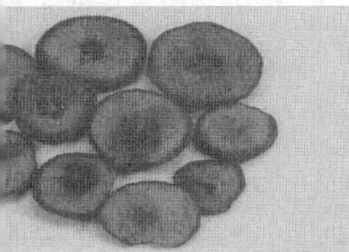

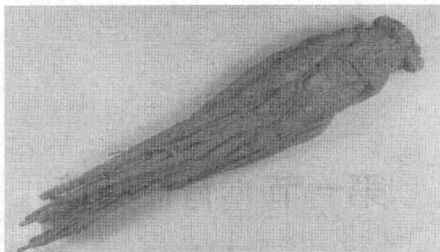

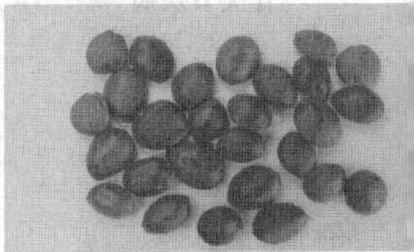

第六章

骨痨

骨痨是发生在骨与关节间的慢性化脓性疾病。因其成脓后，可在病变附近或较远的空隙处形成脓肿，破溃后脓液稀薄如痰，故又名流痰。是由结核菌侵入骨或关节而引起的化脓破坏性病变。西医学称之为骨关节结核。

《外科医案汇编》云："痰凝于肌肉、筋骨、骨空之处，无形可征，有血肉可以成脓，即为流痰。"本病的特点是好发于骨与关节，病程进展缓慢，初起不红不热，化脓亦迟，脓水清稀，并夹有败絮样物质，溃后不易收口，易形成窦道，常可损筋伤骨而致残废，甚至危及生命。

因本病发病部位不同，尚有许多不同名称。如发生于脊背的，叫龟背痰；发生在腰椎两旁的，叫肾俞虚痰；发生在环跳部的，叫附骨痰；发生在膝部的，叫鹤膝痰；发生在足踝部的，叫穿拐痰；发生在手指骨节的，叫蜣螂蛀等。

第一节 脊柱结核

脊柱结核因循环障碍及结核感染引起椎体病变所致。受累的脊柱表现有骨质破坏及坏死，有干酪样改变和脓肿形成，椎体因病变和承重而发生塌陷，使脊柱形成弯度，棘突隆起，背部有驼峰畸形，胸椎结核尤为明显。

骨结核丸

汉防己 40g　青藤香 10g　黄芪 10g

【用法】水煎服，每天 2 次，每日 1 剂。

【功效】补气益血，托里排毒。

【适应证】**脊柱结核（脾肾亏虚，痰浊凝聚型）**。症见：低热、盗汗、食欲不振、消瘦、全身疲乏无力，脊柱病变处疼痛、压痛和叩击痛。可出现后突成角畸形，脊柱活动受限，拾物试验阳性。舌质淡，苔腻，脉滑。

【临证加减】兼肾阴虚者，加六味地黄丸。

【疗效】以本方治疗脊柱结核 190 例，结果痊愈 109 例（临床症状消失，X 线摄片示骨质已修复，脓肿或死骨听收，窦道愈合，恢复劳动或工作），好转 73 例（临床症状基本消失，X 线摄片示骨质有修复，可做轻工作），无效 8 例（服药后，自觉症状及 X 线摄片显示均无好转），有效率 95.8%。

【来源】魏力利 . 骨结核丸为主治疗脊柱结核 190 例 . 成都中医药大学学报，2000，23（3）：26

黄精百部合剂加减

黄精 30g　夏枯草 30g　白头翁 30g　生牡蛎 25g　生地榆 25g　丹参 20g　百部 15g　枸杞子 15g　川黄连 10g　甘草 10g

【用法】水煎服，每天 2 次，每日 1 剂。

【功效】补肾温经，散寒化痰。

【适应证】**脊柱结核（阳虚痰凝型）**。症见：形体消瘦，汗多，午后潮热，不思饮食。

【加减运用】病变初期去川黄连加肉桂 10g、白芥子 15g；阴虚内热加青蒿 20g，金银花 30g，黄芪 30g。

【疗效】以本方治疗脊柱结核 82 例，结果痊愈 68 例（症状全部消失，窦道愈合，X 线片骨质修复良好者），显效 12 例（症状明显改善或部分消失，创口基本愈合），无效 2 例（治疗前后无变化，X 线片无进步者）。

【来源】史巧英. 中医药治疗骨结核的疗效观察. 光明中医，2006，21（8）：29

骨痨散

黄芪 15g　当归 20g　白术 15g　熟地 15g　赤芍 10g　乳香 10g
没药 10g　白芥子 15g　连翘 15g　骨碎补 10g　玄参 15g　三七 10g
鹿角 10g　蜈蚣 10g　全虫 10g　甘草 10g

【用法】上述药物共为细面，每次 5～7.5g（年龄小及高龄体弱者可酌减），用适量温开水搅匀日服 2 次。

【功效】补益气血。

【适应证】**脊柱结核（气血两虚型）**。症见：胸腰部疼痛伴消瘦，椎体后突畸形，间隙消失，椎体破坏压缩呈楔形。舌质淡，苔白，脉弱。

【来源】包海涛，刘生，杨福民，等. 骨痨散治疗骨结 121 例临床观察. 中国骨伤，1993，6（6）：33

骨痨丸

熟地 240g　当归 100g　人参 100g　白术 100g　鹿角胶 100g　白芥子 60g　炮甲珠 60g　炮姜 40g　珍珠 10g　黄芪 300g　百部 60g　䗪虫 120g　守宫 60g　猫爪草 60g　泽漆 60g

【用法】上方共研细末，炼蜜为丸，每丸重 12g，每日 4 丸，分别于子（0 时）、午（12 时）、卯（6 时）、酉（18 时）四时，用温开水送服 1 丸。

【功效】益元补肾，攻毒化瘀。

【适应证】**脊柱结核（肾脾两虚，气血不足型）**。症见：脊柱病变处疼痛、压痛和叩击痛，形体消瘦，精神欠佳，面色黯而少泽。舌质淡胖，边有齿痕，苔白腻，脉沉细无力。

【来源】李守静，胡作亮，高永富，等. 骨痨丸为主治疗骨与关节结核窦道形成 59 例报告. 中医正骨，1996，8（2）：17

金匮肾气丸加味

生地 6g　茯苓 10g　泽泻 6g　山药 15g　山茱萸 6g　丹皮 6g　附子 6g　肉桂 6g　蜈蚣三条　红花 6g　生石膏 15g

【功效】温补肾阳，散寒活血。

【适应证】**脊柱结核（肾气亏虚，骨弱血瘀型）**。症见：腰部疼痛，压痛及叩击痛，有低热、盗汗、食欲不振、消瘦、全身疲乏无力，脉细数，舌质红，苔薄白。

【用法】水煎服，每天 2 次，每日 1 剂。

【临证加减】低热不退者加地骨皮 6g、青蒿 6g、胡黄连 6g；骨蒸劳热加秦艽 6g、鳖甲 3g。

【来源】李积敏. 金匮肾气丸加味治疗骨结核 15 例的临床体会. 甘肃中医学院学报，1993，10（2）：17

抗痨散

白及 30g　川贝母 10g　白糖 165g　焙天灵盖 30g（生石灰水浸泡三日，清水泡三日，焙黄）　异烟肼 10g　炒炭芽 12g

【用法】将上药共为细粉，装入瓶内备用，成人每日 3 次，每次 3g，小儿酌减。

【功效】化痰疗疮。

【适应证】**脊柱结核（痰毒流窜型）**。症见：腰部疼痛，痛苦病容，面色苍白，颧红，形体消瘦，被动体位，活动受限。局部见后突畸形压痛，舌红少津，无苔，脉细数尺弱。

【临证加减】疼痛严重者加橘皮 15g、茯苓 12g、白芥子 10g、桂枝 10g、穿山甲 10g、麻黄 6g、乳香 6g、甘草 5g。

【疗效】以本方治疗脊柱结核 53 例，结果痊愈 39 例（症状体征消失，拍片复查钙化），好转 11 例（症状及体征明显减轻，拍片复查病灶好转缩小），无效 3 例（症状及体征仍在，拍片复查病灶无明显改变），总有效率为 94.2%。

【来源】贺清义，贺哲. 抗痨散治疗骨结核 55 例. 中医正骨，1989，10（9）：401

克骨汤

鹿角胶 10g　天葵子 10g　淫羊藿 10g　白芥子 10g　骨碎补 10g

猫爪草 20g　炮姜 8g　肉桂 8g　醉鱼草根 6g　天龙 1 条　蜈蚣 1 条

【用法】水煎服，每天 2 次，每日 1 剂。

【功效】补肾养血，温经散寒。

【适应证】**脊柱结核（寒湿凝滞型）**。症见：形体消瘦，面色㿠白，精神萎靡，畏寒肢冷，局部隐痛，皮色不变，表面不热，肢体活动障碍，舌苔薄白、舌质淡红，脉沉细无力。

【疗效】以本方治疗脊柱结核 56 例，结果痊愈 47 例，显效 9 例，总有效率达 100%，治愈率达 82.14%。

【来源】周虎林，叶企兵，周丽君. 克骨汤治疗骨与关节结核 56 例疗效观察. 浙江中医杂志，1994（1）：17

❁ 人参养荣汤加减

人参 6g　黄芪 15g　当归 10g　川芎 6g　熟地 24g　白术 9g　白芍 9g　鹿角胶 6g（冲服）　龟板胶 6g（冲服）　砂仁 6g　山药 10g　丹参 15g　甘草 6g　金银花 3g

【用法】水煎服，每天 2 次，每日 1 剂。

【功效】益气养血，扶阳滋阴。

【适应证】**脊柱结核（阴阳俱虚型）**。症见：腰部活动受限，肌肉萎缩，面色不泽，形体消瘦，精神困倦，食欲不振。

【来源】杨金录，杨帆，杨文水. 中医药治疗骨与关节结核. 中医中药，2000，6（1）：93～94

第二节　髋关节结核

髋关节结核是结核杆菌经血源性途径侵入关节而引起的继发感染，在骨关节结核发病中仅次于脊柱结核和膝关节结核，居第三位。多见于儿童和青壮年，常合并下腰段脊柱结核和骶髂关节结核。晚期全髋关节结核常导致髋关节不可逆损害而致残。

🪷 抗痨散

人参 10g 白术 20g 茯苓 20g 熟地 30g 当归 20g 黄芪 30g 紫河车 30g 鹿角胶 30g 淫羊藿 20g 山萸肉 20g 肉桂 10g 麻黄 5g 牡蛎 10g 全蝎 5g 蜈蚣 5g 金银花 30g

【用法】上药共研细末，每次服 5g，8 小时服 1 次。

【功效】补肾健脾，益气养血。

【适应证】**髋关节结核（脾肾俱虚型）**。症见：髋关节疼痛，形体消瘦，精神萎靡，食少纳呆，低热盗汗，舌淡少苔，脉沉细无力。

【来源】尹德生. 抗痨散治疗骨结核 11 例. 中医正骨，1992，（4）：41

🪷 清解抗痨汤

生地 12g 赤芍 12g 皂角刺 6g 黄芪 15g 白术 12g 白芷 6g 金银花 12g 白花蛇舌草 12g 贝母 9g 百部 9g 夏枯草 9g 甘草 6g

【用法】水煎服，每天 2 次，每日 1 剂。

【功效】滋阴清热，软坚散瘀。

【适应证】**髋关节结核（痨毒郁久，化热成脓期）**。症见：面色萎黄，口干少饮，便秘尿赤，烦躁失眠，潮热盗汗，舌黄苔黄腻，脉细数或弦数。局部肿痛拒按，皮温增高，肤色发红。

【来源】闫贵旺，杨文水. 中医药为主治疗骨与关节结核 375 例. 辽宁中医杂志，1994，21（11）：499～500

🪷 阳和解痨汤

鹿角胶 10g（冲服） 杭白芍 15g 金银花 6g 夏枯草 30g 制南星 6g 陈皮 9g 蜈蚣 2 条 白及 9g 砂仁 10g 熟地 18g 炮姜 3g 炒白芥子 10g 淫羊藿 12g 甘草 6g

【用法】水煎服，每天 2 次，每日 1 剂。

【功效】调和阴阳，通经和络。

【适应证】**髋关节结核（痨毒内攻型）**。症见：神疲倦怠，四肢消瘦，颜面萎黄，食欲不振，梦多盗汗，血沉增快，低热不退，脉细数。患处隐隐痛，不红不热，皮色如常，关节畏动，动则疼甚，行走活动受限。

【来源】杨金录，杨帆，杨文水. 中医药治疗骨与关节结核. 中医中药，2000，6（1）：93

第三节　膝关节结核

膝关节结核是一种继发病，约 95% 继发于肺结核，是结核杆菌经原发活动病源通过血液回流侵入关节而引起感染。膝关节结核以单纯滑膜结核较骨结核高得多。滑膜结核发病缓慢、症状轻微，患者就诊时多数已转变为全关节结核。本病的发病率仅次于脊柱结核，占全身骨与关节结核的 13% 左右，居四肢大关节结核的首位。患者多为儿童和青壮年。常为单发性。

本病的诊断要点是：①低热、关节疼痛、跛行、肿胀、浮髌试验阳性、股四头肌萎缩，关节功能障碍和畸形、膝部脓肿或窦道形成。②活动期有低热、消瘦、食欲不佳。

🌸 万氏秘方

紫苏 15g　川厚朴 12g　木瓜 12g　金银花 12g　乌药 10g　木香 10g　槟榔片 10g　枳壳 10g　防风 10g　黄柏 10g　当归 10g　白芍 9g　大腹皮 9g　苍术 9g　牛膝 8g　川乌　草乌各 6g（先熬 2 小时）

【用法】水煎服，每天 2 次，每日 1 剂。

【功效】补肾温经，散寒化痰。

【适应证】**膝关节结核（阳虚痰凝型）**。症见：低热、消瘦、食欲不佳，膝关节疼痛，跛行，舌质淡，苔薄白，脉弱。

【临证加减】偏于肝肾血虚者加阿胶 15g；偏于阴虚者去金银花、苍术，加旱莲草 10g、熟地 20g、鳖甲胶 10g。

【疗效】以本方治疗膝关节结核 28 例，结果痊愈 24 例（临床症状消失，活动负重无疼痛感，股胫肌肉复常，随访 1 年以上无复发）；显效 2 例（临床症状基本消失，只在负重过重或用力不当时隐隐作痛）；好转 2 例（经内服外敷后局部肿痛减轻，活动受限有所改善）。总有效率 100%。

【来源】唐堪春. 万氏秘方治膝关节结核 28 例. 吉林中医药，1996，(5)：18

🌸 史氏骨痨方

鹿角胶 9g　炮姜 6g　川桂枝 6g　广陈皮 6g　白芥子 15g　嫩桑枝

15g　党参 15g　红枣 15g　熟地 30g　草薢 30g　泽泻 30g　生黄芪 30g
生薏苡仁 30g　生甘草 10g

【用法】水煎服，每天 2 次，每日 1 剂。

【功效】益肾健脾，温经舒络。

【适应证】**膝关节结核（气血两虚型）**。症见：神疲倦怠，面色苍白，唇淡口和，四肢不温，大便时溏，脉微无力，舌质淡，苔薄。

【临证加减】伴四肢不温酌加熟附子 10g。

【疗效】以本方治疗膝关节结核 187 例，结果痊愈 113 例，有效 71 例，总有效率 98.40%。

【来源】周大成. 史氏骨痨方为主治疗骨与关节结核 187 例. 四川中医，1995，(11)：43

阳和二陈汤加味

　　熟地黄 30g　肉桂 3g　麻黄 2g　鹿角胶 15g（烊化）　　白芥子 6g
姜炭 5g　甘草 3g　陈皮 10g　半夏 10g　茯苓 15g

【用法】水煎服，每天 2 次，每日 1 剂。

【功效】益肾温经，散寒化痰。

【适应证】**膝关节结核（初期）**。

【来源】王文红，李红菊，刘莎莎. 中医药治疗骨结核的经验总结. 中国民间疗法，2012，20（7）：57

透脓散加味

　　黄芪 30g　当归 10g　炮穿山甲 5g　皂角刺 6g　金银花 15g　甘草 6g

【用法】水煎服，每天 2 次，每日 1 剂。

【功效】扶正托毒。

【适应证】**膝关节结核（中期）**。

【来源】王文红，李红菊，刘莎莎. 中医药治疗骨结核的经验总结. 中国民间疗法，2012，20（7）：57

龟鹿二仙汤

　　黄芪 60g　鹿角胶 13g（烊化）　　龟板胶 13g（烊化）　　骨碎补

10g 山药 24g 茯苓 20g 砂仁 6g 生姜 10g 大枣 15g

【用法】水煎服，每天 2 次，每日 1 剂。

【功效】调补气血，托里透脓。

【适应证】**膝关节结核（后期）。**

【临证加减】肢冷畏寒者加熟附子 3g、炮姜 3g、肉桂 3g、麻黄 3g。

【来源】王文红，李红菊，刘莎莎 . 中医药治疗骨结核的经验总结 . 中国民间疗法，2012，20（7）：57

滋阴解毒排痨汤

生地 12g 赤芍 12g 皂角刺 6g 黄芪 15g 白芍 12g 白术 12g
白芷 6g 金银花 12g 白花蛇舌草 12g 贝母 9g 甘草 6g 百部 9g
夏枯草 10g

【用法】水煎服，每天 2 次，每日 1 剂。

【功效】滋阴清热解毒，软坚散瘀托脓。

【适应证】**膝关节结核（寒凝瘀热型）。**症见：面色萎黄、口干少饮，便秘尿赤，烦躁失眠，潮热盗汗，舌红苔黄腻，脉细数或弦，局部肿痛拒按，皮温增高，肤色发黄。

【来源】杨金录，杨帆，杨文水 . 中医药治疗骨与关节结核 . 中医中药，2000，6（1）：93

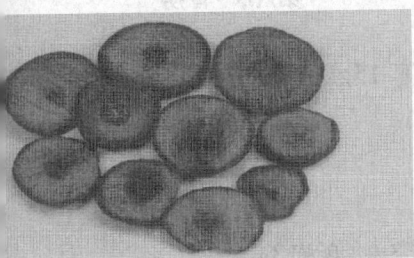

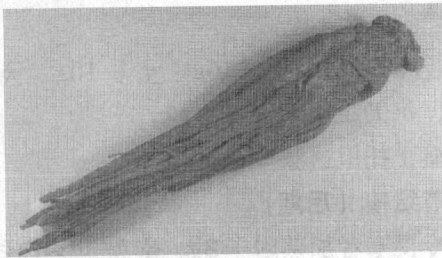

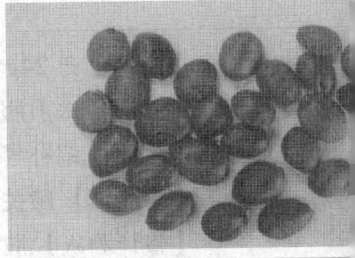

第七章

骨质疏松症

骨质疏松症是由多种原因引起的单位体积内骨量减少，易并发骨折的代谢性骨病，多发于中、老年患者，尤以妇女绝经后发病率更高。在我国 50~60 岁妇女约 30% 患绝经后骨质疏松症，60 岁以上妇女的患病率约为 30%~50%，老年男性的骨质疏松症患病率约 20%~30%。主要临床表现为胸背部和腰部疼痛、畸形，全身乏力，易并发骨折。

右归丸加减

　　熟地 15g　黄芪 15g　山药 15g　鸡血藤 15g　山茱萸 12g　枸杞子 12g　杜仲 12g　菟丝子 12g　桃仁 10g　当归 10g　乳香 10g　没药 10g　红花 6g　制附子 6g　肉桂 6g　鹿角胶 6g（另包烊化冲服）　甘草 6g

【用法】水煎服，每天 2 次，每日 1 剂。

【功效】温补肾阳，滋补肾阴，活血祛瘀，通络止痛。

【适应证】**老年性骨质疏松（肾虚型）**。症见：腰背及双侧髋关节疼痛，夜间尤甚，时发双下肢抽搐，难以入睡，腰膝酸软乏力，形体消瘦，舌淡边尖有瘀点，苔薄白，脉沉细。

【临证加减】若伴泄泻不止加五味子 15g、肉豆蔻 10g；伴阳虚精滑者加金樱子 15g、桑螵蛸 10g；伴浮肿、尿少者加泽泻 10g、车前子 10g。

【疗效】治疗 82 例中，痊愈 44 例，显效 23 例，好转 14 例，无效 1 例，总有效率为 98.78%。

【来源】华刚，管爱芬，张敏. 右归丸加减治疗骨质疏松症 82 例. 四川中医，2008，26（4）：105

二仙补肾汤

　　仙茅 10g　淫羊藿 10g　熟地黄 15g　骨碎补 10g　山药 10g　山茱萸 10g　泽泻 10g　茯苓 10g　牡丹皮 10g　肉桂 10g　附子 5g　川牛膝 10g

【用法】水煎服，每天 2 次，每日 1 剂。

【功效】补肾壮骨，祛风胜湿，疏通经络。

【适应证】**老年性骨质疏松（阴阳两亏型）**。症见：胸痛、腰痛，双下肢乏力或抽搐，严重者不能起床活动；疼痛向肋缘放射或臀部和下肢放射，或全身疼痛，舌淡，苔薄白，脉沉细。

【临证加减】阴虚火旺引起骨蒸潮热、盗汗、舌红少津、少苔或无苔、口干、脉细数者，去附子、肉桂，加知母 10g、黄柏 10g；气短乏力、舌淡胖边缘有齿印、脉细数者加黄芪 15g、太子参 10g；头晕心悸、舌淡脉细无力者加枸杞子 15g、鹿角胶 10g（烊化）；疼痛如锥刺或抽掣样痛者加蜈蚣 6g、全蝎

6g；阴雨寒冷疼痛加剧、得暖减轻者加川乌 10g、草乌 10g。

【疗效】共治疗 360 例，结果显效 253 例（疼痛症状消失，恢复正常工作或日常生活，活动）；有效 76 例（疼痛症状明显减轻，日常生活能自理）；无效 31 例（临床症状无明显改善）。有效率为 91.4%。

【来源】赵明山．二仙补肾汤治疗老年性骨质疏松症 360 例疗效观察．河南中医学院学报，2004，19（112）：61

龟鹿坚骨汤

龟板 15g　鹿角片 15g　仙灵脾 12g　补骨脂 12g　杜仲 12g　生黄芪 30g　淮山药 15g　山萸肉 15g　当归 10g　生甘草 6g

【用法】水煎服，每天 2 次，每日 1 剂。

【功效】补肾填精，健脾益气，活血通络。

【适应证】**老年性骨质疏松（脾肾亏虚型）**。症见：腰背部疼痛，痛处固定不移，且日渐加重，轻微外伤可致骨折为主要症状，伴周身无力，纳差便溏，舌淡苔白，脉弱无力。

【临证加减】阳虚者加肉苁蓉 10g、狗脊 15g；阴虚者加枸杞子 20g、鳖甲 8g；气血两虚者加党参 20g、茯苓 20g；血瘀者加三七 6g、䗪虫 8g；腰膝酸软无力或伴压缩性骨折者加续断 15g、骨碎补 15g。

【疗效】共治疗 160 例，显效 113 例（腰脊疼痛症状完全消失，骨密度检查显示骨密度增加）；有效 29 例（腰脊疼痛症状明显缓解，骨密度检查骨密度无增加）；无效 16 例（和治疗前比较各方面无改善），总有效率为 89.87%。

【来源】张姚萍，周军．自拟龟鹿坚骨汤治疗老年性骨质疏松症．中医正骨，2006，18（5）：36

壮骨益髓汤

熟地 20g　杜仲 12g　黄精 12g　仙灵 15g　菟丝子 10g　骨碎补 10g　牛膝 10g　茯苓 10g　山药 12g　金樱子 10g　芡实 8g　枸杞子 12g　生甘草 5g

【用法】水煎服，每天 2 次，每日 1 剂。

【功效】滋补肝肾，壮骨荣筋。

【适应证】**原发性骨质疏松症（肝肾亏虚型）**。症见：有负重性疼痛或自发性周身痛以及有轻微外伤而导致的骨折史，舌淡，苔薄黄，脉细数。

【临证加减】畏寒肢冷，腰膝冷痛，得温则舒，遇寒则重，小便清长，夜尿增多者，去芡实、骨碎补，加鹿角胶 10g、益智仁 10g；腰膝酸痛，手足心热，心烦失眠，潮热盗汗或自汗者，去茯苓，加龟板 15g；面白无华，手足浮肿、四肢乏力、懒言少动者，去仙灵脾、芡实，加阿胶 9g、桑椹 10g、泽泻 10g。

【疗效】共治疗 19 例，治愈 1 例（体征和症状完全消失），占 5.26%；显效 10 例（体征和症状明显改善或减轻），占 52.63%；有效 4 例（体征和症状有所改善或减轻），占 21.05%；无效 4 例（通过治疗体征无改善，症状未减轻），占 21.05%；总有效率 78.95%。

【来源】许建安，杨挺，邸振福．壮骨益髓汤治疗原发性骨质疏松症疗效观察．中医正骨，2005，12（5）：17

强骨汤

淫羊藿 20g　骨碎补 20g　黄芪 10g　丹参 10g

【用法】水煎服，每天 2 次，每日 1 剂。

【功效】补肾填精，强骨生髓，滋补肝肾。

【适应证】**骨质疏松症（肾虚型）**。症见：腰背疼痛，酸软乏力，不能持重，动则痛剧，畏寒怕冷，头晕目眩，舌质淡，偏红，脉沉。

【来源】昝强，朱超，屈强，等．强骨汤治疗肾虚型骨质疏松症 56 例．陕西中医，2006，27（8）：957

益肾活血汤

熟地黄 15g　山药 15g　杜仲 12g　淫羊藿 15g　黄精 12g　骨碎补 15g　续断 15g　煅自然铜 15g　牛膝 12g　桃仁 10g　川芎 10g　甘草 6g

【用法】水煎服，每天 2 次，每日 1 剂。

【功效】补益肝肾，强筋壮骨。

【适应证】**原发性骨质疏松症（肾虚髓亏型）**。症见：有负重性疼痛或自发性周身痛以及腰背部叩击痛；逐渐出现圆背、龟背、身高变矮；舌质淡，苔薄白，脉细。

【临证加减】有畏寒肢冷，腰膝冷痛，小便清长者，加益智仁 9g、菟丝子 10g；手足心热，心烦失眠，潮热盗汗者，去熟地黄，加生地黄 10g、龟板

10g；面白无华，四肢乏力，懒言少动，自汗者，加黄芪20g、龙眼肉10g。

【疗效】本组21例中，治愈2例（症状和体征完全消失），占9.52%；显效10例（症状和体征明显减轻或改善）；好转4例（症状和体征有所减轻或改善）；无效5例（症状和体征无减轻或改善）。有效率为76.19%。

【来源】刘擎国．益肾活血汤治疗原发性骨质疏松症21例．河南中医学院学报，2003，18（5）：63

🪷 四君逐瘀汤

　　桃仁10g　红花10g　五灵脂10g　没药10g　香附10g　羌活10g　秦艽10g　地龙10g　川芎10g　白术10g　茯苓10g　牛膝15g　当归15g　党参15g　甘草5g

【用法】水煎服，每天2次，每日1剂。

【功效】活血通络，补肾壮骨。

【适应证】**原发性骨质疏松症（肾虚血瘀型）。**

【疗效】以本方治疗原发性骨质疏松症40例，结果显效9例（疼痛消失，症状体征记分下降70%以上，骨密度仪检测骨密度提高>2%），有效26例（疼痛明显减轻，症状体征记分下降30%~70%之间或骨密度仪检测骨密度提高1%~2%），无效5例（治疗后症状未见明显变化，症状体征记分下降<30%，骨密度仪检测骨密度提高<1%），总有效率87.5%。

【来源】朱辉军，谭宁，黄胜光．"四君逐瘀汤"治疗原发性骨质疏松症40例临床研究．江苏中医药，2013，45（1）：34

🪷 补肾活血汤

　　淫羊藿15g　骨碎补15g　补骨脂15g　杜仲10g　续断10g　山萸肉12g　熟地黄12g　葛根10g　丹参10g　当归10g　鸡血藤10g　甘草5g

【用法】水煎服，每天2次，每日1剂。

【功效】补肾壮骨，活血化瘀。

【适应证】**原发性骨质疏松症（肾虚血瘀型）。**症见：腰背疼痛，腰膝酸软，全身乏力，下肢痿弱，头晕目眩，健忘恍惚，精神萎靡，舌淡或紫暗，苔薄白，脉细涩。

【疗效】以本方治疗原发性骨质疏松36例，结果痊愈1例（中医临床症状、体征消失或基本消失，证候积分减少≥95%），显效6例（中医临床症状、体征明显改善，70%≤证候积分减少<95%），有效25例（中医临床症状、体征好转，30%≤证候积分减少<70%），无效4例（中医临床症状、体征无明显改善，甚至加重，证候积分减少<30%），总有效率88.89%。

【来源】吴薇.补肾活血汤治疗原发性骨质疏松症的临床疗效探析.云南中医学院学报，2012，36（1）：60

补肾强骨活血方

补骨脂15g 骨碎补10g 杜仲15g 淫羊藿10g 枸杞子15g 熟地黄15g 肉苁蓉10g 鹿角胶10g 巴戟天10g 菟丝子15g 狗脊10g 续断10g 制附子6g 三七10g 丹参10g 鸡血藤15g

【用法】水煎服，每天2次，每日1剂。

【功效】补肾填精，壮骨活血。

【适应证】**原发性骨质疏松症（血瘀肾虚型）**。症见：腰脊疼痛或全身骨痛，椎体叩痛或压痛，不能持重，下肢痿软或麻木，眩晕耳鸣，舌质或偏红或淡，脉沉细或细。

【疗效】以本方治疗原发性骨质疏松42例，结果临床控制12例，显效10例，有效16例，无效4例，总有效率90.5%。

【来源】唐作安.补肾强骨活血方治疗原发性骨质疏松症42例临床观察.中医药导报，2012，18（4）：50

独活寄生汤

独活15g 桑寄生15g 秦艽10g 防风10g 细辛6g 芍药15g 当归8g 川芎8g 熟地黄15g 杜仲15g 牛膝10g 人参6g 茯苓15g 炙甘草5g 肉桂心4g

【用法】水煎服，每天2次，每日1剂。

【功效】益肝肾，补气血。

【适应证】**原发性骨质疏松症（肝肾不足型）**。症见：腰背疼痛、身长缩短、脊柱变形（驼背）、骨折等。

【临证加减】神疲乏力、少气懒言、面色无华、气血不足者加黄芪20g、党参10g、当归10g；视物昏花、耳鸣、脑鸣、腰膝酸软、肾阴亏虚者加熟地15g、龟板15g。

【疗效】以本方治疗原发性骨质疏松 30 例，结果临床控制 3 例，显效 8 例，有效 17 例，无效 2 例，总有效率达到 93.3%。

【来源】李健康，廖素清. 独活寄生汤治疗 60 例骨质疏松症腰背痛（肝肾不足证）的临床观察. 社区中医药，2012，26（14）：181

固疏右归方

补骨脂 15g　骨碎补 15g　熟地 15g　当归 15g　杜仲 15g　枸杞子 15g　山茱萸 15g　山药 15g　菟丝子 12g　鹿角胶 15g　牛膝 10g

【用法】水煎服，每天 2 次，每日 1 剂。

【功效】补肾健脾，壮骨补髓。

【适应证】原发性骨质疏松症（脾肾不足型）。症见：精神萎靡，腰膝酸软而痛，畏寒肢冷，以下肢为重，头晕目眩，全身怕冷，手足不温，后背发凉，喜热便溏。舌质淡而胖大，边有齿痕，苔白，脉沉弱。

【疗效】以本方治疗原发性骨质疏松 66 例，结果显效 48 例，有效 14 例，无效 4 例，总有效率 93.9%。

【来源】袁懿. 固疏右归方治疗原发性骨质疏松症 66 例临床观察. 中医中药，2012，（22）：122

肾气二陈汤

生地黄 25g　生姜 15g　山药 15g　山茱萸 15g　法半夏 15g　陈皮 15g　茯苓 10g　泽泻 10g　丹皮 10g　炙甘草 10g　附子 5g　桂枝 5g　乌梅 5g

【用法】水煎服，每天 2 次，每日 1 剂。

【功效】补肾气，调气血，化痰湿。

【适应证】原发性骨质疏松症（脾虚湿困型）。症见：咳嗽痰多，胸闷痞满，肢体重着，关节疼痛，舌体胖大，苔白而腻，脉滑。

【临证加减】气虚较重者加入黄芪 30g、党参 30g；血虚较重者加入熟地黄 20g、当归 20g；阳虚较重者加入巴戟天 15g、鹿茸 15g；阴虚较重者加入枸杞子 20g、女贞子 16g。

【疗效】以本方治疗原发性骨质疏松 33 例，结果显效 27 例，有效 4 例，无效 2 例，总有效率 93.9%。

【来源】夏平. 肾气二陈汤治疗原发生骨质疏松症 66 例体会. 按摩与康复医学，

阳和汤加减

熟地黄30g 肉桂3g 鹿角胶9g 白芥子6g 姜炭2g 淫羊藿10g 牛膝10g 骨碎补10g

【用法】水煎服，每天2次，每日1剂。

【功效】温补肾阳。

【适应证】**原发性骨质疏松症（肾阳虚型）**。症见：精神萎靡，腰膝酸软而痛，畏寒肢冷，以下肢为重，头晕目眩，全身怕冷，手足不温，后背发凉，喜热便溏。舌质淡而胖大，边有齿痕，苔白，脉沉弱。

【来源】刘文源．阳和汤加减治疗老年原发性骨质疏松症65例．中医研究，2013，26（1）：35

益肾壮骨丸

怀熟地黄240g 炒山药120g 枸杞子120g 山茱萸120g 怀牛膝90g 制菟丝子120g 鹿角胶120g 龟板胶120g 补骨脂120g 肉苁蓉120g 狗脊120g 骨碎补120g 淫羊藿120g 黄芪120g 丹参90g 鲜牛骨髓500g

【用法】加工成浓缩药丸，每100粒相当于原药材50g。每次口服20粒，每日3次。

【功效】滋阴补肾，填精益髓。

【适应证】**原发性骨质疏松症（肾阴虚型）**。症见：腰膝酸痛，潮热盗汗，五心烦热，口干咽干，颧红消瘦，眩晕耳鸣，失眠多梦，舌红少苔，脉细数。

【疗效】以本方治疗原发性骨质疏松158例，结果显效83例（腰痛症状完全消失，治疗后骨密度增加），好转68例（腰痛症状明显缓解，治疗后骨密度未增加），无效7例（治疗前后症状和骨密度均无改善）。

【来源】伊文刚．益肾壮骨丸口服治疗原发性骨质疏松症158例．中医正骨，2012，24（9）：54－55

补肾益肝汤

补骨脂20g 续断12g 女贞子15g 菟丝子20g 仙灵脾12g 枸

杞子 15g　黄芪 20g　怀牛膝 20g　熟地黄 20g　山药 15g　茯苓 12g

白芍 12g　甘草 9g　龙骨 15g　牡蛎 15g

【功效】滋补肝肾。

【适应证】**原发性骨质疏松症（肝肾不足型）**。症见：腰脊、下肢疼痛，腰膝酸软无力，踝部无力易损伤，伴口干舌燥，五心烦热，眩晕耳鸣，失眠多梦，健忘盗汗。舌红少津少苔，脉细或数。

【疗效】以本方治疗原发性骨质疏松 40 例，结果显效 8 例（治疗后症状消失），有效 32 例（各种症状明显减轻）。

【来源】林惠卿，王秀花，林祝春. 自拟补肾益肝汤治疗骨质疏松症. 中国医学创新，2012，9（8）：120

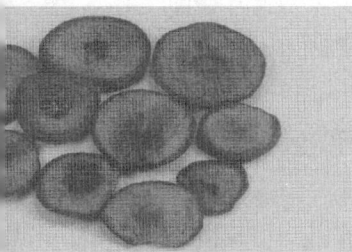

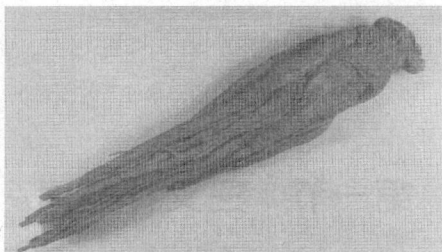

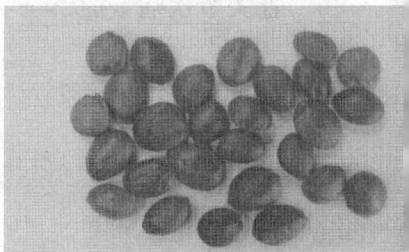

第八章

神经痛

　　神经痛是神经科常见症状之一，此种疼痛是指在没有外界刺激的条件下而感到的疼痛，又称为自发痛。自发痛的种类很多，按病变的部位可分为周围神经性痛和中枢神经性痛。病因不明者称为原发性神经痛，有明确病因者称继发性（或症状性）神经痛。病变部位可在神经根、神经丛或神经干。常以病变所涉及的周围神经来命名。

　　中医学认为造成疼痛主要原因在于"不通则痛、不荣则痛、不松则痛、不顺则痛、不动则痛、不正则痛"几个方面；对此疼痛的治疗原则为"通则不痛、荣则不痛、松则不痛、顺则不痛、动则不痛、正则不痛"。

　　"不通则痛"指风寒湿、瘀血、痰浊等阻塞脉络或饮食阻滞六腑，导致气血运行受阻、脏腑升降失调、经络沟通闭塞而引起的疼痛或不适。包括气滞痛、血瘀痛、痰食痛、寒痹痛、行痹痛、着痹痛等。"不荣则痛"就是指因营养、润养、濡养不充分或血液循环不好，导致供养（氧）不足而导致的局部或全身的疼痛或不舒服的感觉。包括气虚作痛、血虚作痛、气血两虚、肾虚腰痛等。"不松则痛"指局部或全身肌痉挛、情绪紧张或低落等引起的疼痛或不适，如肝郁胁痛。"不顺则痛"则指经络流注阻碍或脏腑气机升降失常，次序紊乱，不能很好地行使顺畅职能而引起的疼痛或不适。"不动则痛"指缺乏必需的运动和活动或运动和活动不便或运动和活动时间不足，不能很好地锻炼身体、排泄废物，导致机体疼痛或不适。"不正"：①指骨错缝、筋出槽等运动系统软组织微小病变。②指不良的姿势导致脊柱、骨骼、肌肉等位置偏歪。③指不良的生活、工作、习惯。"不正则痛"指由上述原因导致的局部或全身疼痛或不适。

第一节　三叉神经痛

原发性三叉神经痛系一种周期性、阵发性、浅表性、剧烈而难以忍受的疼痛，疼痛常呈现出电击、针刺、刀割或烧灼样，一般数秒钟至数分钟后突然停止。三叉神经分布区有特别敏感的扳机点，疼痛常常局限在单侧三叉神经某一支或多支。西医在治疗上首选卡马西平，虽有一定疗效，但由于副作用太大，常导致患者不能坚持或不愿接受治疗。

三叉神经痛属中医学"头风"、"面痛"、"偏头痛"等范畴。中医学认为，头为诸阳之会，清阳之府，面为阳明所主，五脏六腑之气血精华皆上注于头面。头痛之病因多端，但不外乎外感、内伤两大类。对其发病原因，历代医家均有颇多阐述。例如《张氏医通》云："六府清阳之气，五脏精华之血，皆朝会于高巅，天气所发六淫之邪，人气所变五脏之逆，皆能上犯而为灾害。"王肯堂在《证治准绳》中亦有阐发："六淫之邪，人气所变，五贼之逆，皆能相害或瘀塞其经络，与气相薄，郁而成热则为痛。"头面部位唯风可到，风寒入侵，或风热外袭，或情志所伤，肝气郁滞，郁而化火上扰清空，或阳明热甚，胃火熏蒸，循足阳明经上攻头面，均可导致气血经络凝滞不通，不通则痛，以至出现头面部疼痛。故本病的基本病机初为风、火，久则痰、瘀作祟。所以治疗上当以疏风通络、平肝潜阳、祛风解痉、活血止痛为基本原则。

❀ 祛风痛饮

石膏50g　葛根8g　防风9g　黄芩9g　蔓荆子12g　苍耳子15g　天麻9g　白花蛇舌草3g　全蝎9g　蜈蚣5条　薄荷9g　赤芍12g　柴胡9g

【用法】水煎服，每天2次，每日1剂。

【功效】祛风通络，化痰泻火，活血潜阳。

【适应证】**三叉神经痛（风热上攻，肝阳上亢）**。症见：眩晕耳鸣，头目胀痛，面红目赤，急躁易怒，心悸健忘，失眠多梦，腰膝酸软，口苦咽干，舌红，脉细数等。

【疗效】共治疗 103 例，痊愈 63 例，好转 40 例，无效 0 例。

【来源】邸瑞玲，张丽娜. 25% 硫酸镁与"祛风痛饮"联合治疗三叉神经痛的探讨. 中国医药指南，2007，5（3）：97

蛎参定痛汤

生牡蛎 30g　紫丹参 30g　炒白芍 30g　炙甘草 9g　川芎 12g　白芷 12g　僵蚕 9g　炙地龙 9g　全蝎 3g　白附子 9g　蔓荆子 12g

【用法】水煎服，每天 2 次，每日 1 剂。

【功效】疏通经络，熄风解痉，活血止痛。

【适应证】三叉神经痛。

【疗效】本组患者 40 例，痊愈 17 例，显效 10 例，有效 9 例，无效 4 例，总有效率 90.0%。

【来源】陈敏. 蛎参定痛汤治疗原发性三叉神经痛 40 例. 上海中医药杂志，2007，41（12）：25－26

龙胆泻肝汤加减

龙胆草　柴胡　生甘草各 6g　黄芩　栀子　木通　车前子　生地黄各 9g　泽泻 12g　当归 3g

【用法】水煎服，每天 2 次，每日 1 剂。

【功效】清肝经实火。

【适应证】三叉神经痛（肝经实热证）。症见：患侧面部突作阵发性灼热疼痛或电击样闪痛，伴面红目赤痛，烦躁易怒，夜寐不宁，胁肋胀痛，口苦咽干，溲赤便秘，舌质红、苔黄，脉弦数。

【疗效】本组患者 34 例，痊愈 3 例，显效 10 例，有效 12 例，无效 11 例，总有效率 67.65%。

【来源】汪学军，胡金城，李卫丽，等. 龙胆泻肝汤、卡马西平联合使用治疗三叉神经痛 47 例. 陕西中医，2005，26（3）：25－26

🌸 三叉立止汤

　　　白芍 30g　生牡蛎 30g（先煎）　　丹参 15g　甘草 10g

【用法】水煎服，每天 2 次，每日 1 剂。

【功效】柔肝熄风，活血止痛。

【适应证】**三叉神经痛（阴虚风动型）**。症见：面部发作性疼痛，每天发作频繁，说话时诱发，每次发作数秒，其余神经系统查体无明显异常。饮食量少，烧心反酸，舌质红，苔薄黄，脉弦细。

【临证加减】眩晕者，加石决明 30g、珍珠母 30g；面肌抽搐者，加防风 6g、天麻 12g、生地黄 30g；口苦、烧心者，加甘松 10g、煅瓦楞 30g、黄连 9g、吴茱萸 3g；乏力、懒言者，加炙黄芪 15g、升麻 3g、白芷 6g；痰多者，加胆南星 15g、半夏 12g、郁金 18g；有血瘀证者，加桃仁 10g、红花 12g、丹参 15g；口苦、烦躁者，加夏枯草 30g、黄芩 9g；纳呆、不欲饮食者，加山楂 15g、麦芽 15g、神曲 15g、鸡内金 30g；大便秘结者，加酒大黄 9g。

【疗效】临床痊愈 20 例，显效 9 例，有效 4 例，无效 3 例，显效率占 91.67%。

【来源】张天华，李颖. 柔肝熄风法治疗三叉神经痛 36 例. 中医研究，2012，25（9）：35

🌸 三虫汤合刺络拔罐法

　　　全蝎　僵蚕　蜈蚣　地龙　白附子　钩藤　紫河车各等份

【制法】共研细末，分 20 包，每包 3g。

【用法】每日 1 包。

刺给拔罐法：在服中药过程中结合患侧疼痛扳机点刺络拔罐。先取扳机点常规消毒后，用三棱针点刺至出现出血点，再用玻璃罐用闪火法在点刺部位拔罐，每次吸拨 5～10 分钟，每次至出血量 1～2ml，隔天 1 次，5 次为一疗程。

【功效】祛风通络，活血止痛。

【适应证】**三叉神经痛（久病入络成瘀）**。症见：头痛有定处，口唇爪甲紫暗，皮肤青紫斑或粗糙，局部刺痛或绞痛固定不移，或触及肿块，面部色素沉着，眼圈黑，黄褐斑、女性痛经，经色紫暗夹有血块，或闭经，舌紫暗或有青紫斑点，舌下静脉瘀血，脉涩。

【疗效】50 例患者中，临床治愈 36 例，好转 10 例，无效 4 例，总有效率 92%。

【来源】孙志伟，彭敏. 三虫汤联合刺络拔罐法治疗三叉神经痛 50 例. 浙江中西医结合杂志，2009，19（40）：227

疏风散

天麻 9g　僵蚕 9g　黄芩 9g　栀子 9g　川芎 9g　荜茇 3g　香附 9g

【用法】水煎服，每天 2 次，每日 1 剂。

【功效】平肝熄风，化痰祛瘀，通络止痛。

【适应证】**三叉神经痛（肝风内动，痰瘀滞络）**。症见：头痛，或见头摇眩晕欲仆，或见肢体震颤，项强，或见语言謇涩，手足麻木，或见步履不正，或见舌红，苔白或腻，脉弦细有力，甚或突然昏倒，不省人事，喉中痰鸣，口眼歪斜，半身不遂，舌强不语。

【疗效】本组患者 40 例，痊愈 5 例，显效 22 例，有效 8 例，无效 5 例，总有效率 87.5%。

【来源】李泉红. 疏风散治疗原发性三叉神经痛的临床研究. 山东中医药大学学报，2004，28（3）：217－219

桃红芎麻汤

桃仁 15g　红花 15g　川芎 20g　防风 20g　荆芥 10g　全蝎 5g　僵蚕 10g　天麻 15g　丹参 20g　赤芍 15g　蜈蚣 2 条

【用法】水煎服，每天 2 次，每日 1 剂。

【功效】活血化瘀，熄风解痉。

【适应证】**三叉神经痛（气滞血瘀）**。症见：头痛有定处，口唇爪甲紫暗，皮肤青紫斑或粗糙，局部刺痛或绞痛固定不移，或触及肿块，面部色素沉着，眼圈黑，黄褐斑、女性痛经，经色紫暗夹有血块，或闭经，舌紫暗或有青紫斑点，舌下静脉瘀血，脉涩。

【疗效】96 例中治愈 39 例，好转 27 例，有效 23 例，无效 7 例，总有效率为 92.71%。

【来源】杨燕彬，刘臣．桃红芎麻汤治疗三叉神经痛 96 例．中国社区医师，2006，8（20）：78

芎芷汤

川芎 30g　白芷 30g　制南星 20g　苍术 15g　丹参 15g　红花 10g　蔓荆子 10g　地龙 10g　白豆蔻 10g　甘草 10g　全蝎粉 5g（冲服）蜈蚣粉 3g（冲服）

【用法】水煎服，每天 2 次，每日 1 剂。

【功效】涤痰通络。

【适应证】**三叉神经痛（风热上攻）**。症见：疼痛难忍，痛有定处，心烦多梦，胁痛口苦，小便黄，大便干，舌质暗红，边有瘀点，苔黄，脉弦滑。

【临证加减】肝胆火盛者加龙胆草 10g，栀子 10g；痰盛者加制半夏 10g，白附子 5g；痛重者加水蛭 10g，王不留行 15g；兼风寒者加防风 10g，羌活 10g；兼风热者加黄芩 15g，菊花 10g。

【疗效】42 例患者中痊愈 21 例，显效 14 例，有效 6 例，无效 1 例。痊愈率为 50%，总有效率为 97.62%。

【来源】王振宇，李军红，徐同印．芎芷汤治疗三叉神经痛 42 例．吉林中医药，2004，24（9）：16

止痛汤

天麻 10g　菊花 15g　川芎 10g　羌活 10g　白芷 10g　牛膝 12g　白术 12g　黄芩 10g　枳实 12g　当归 12g　白芍 10g　焦三仙各 10g

【用法】水煎服，每天 2 次，每日 1 剂。

【功效】祛风胜湿，平抑肝阳，化瘀通络。

【适应证】**三叉神经痛（外感风寒，痰瘀滞络）**。症见：头痛以前额、太阳穴区为著，常牵连颈项部伴有拘紧感，遇风寒可加重，头痛无汗、恶风寒，无热则口不渴、苔薄白、脉浮紧。

【临证加减】对于风邪外袭者，加白附子 10g，僵蚕 10g，防风 10g。对于肝火上炎者，加石决明（先煎）30g，全蝎（研冲）3g，耳鸣加酸枣仁 12g～15g，茯苓 9g～12g；持续高血压、年龄较大者加磁石（先煎）30g。

【疗效】本组患者 58 例，基本痊愈 44 例，有效 11 例，无效 3 例。

【来源】王洁，王敬谊，崔艳莹. 止痛汤治疗三叉神经痛 58 例. 实用医技杂志，2006，13（17）：3139－3140

外用方

天麻 生草乌 生半夏 生南星 洋金花 当归各75g 川花椒15g 蟾酥6g 蝉蜕8g

【用法】加75%酒精（按药量1:1）浸泡96小时后即可应用。在三叉神经痛区，用棉棒蘸取该中药制剂于面部患侧触痛处外用，2次/天，2~4分钟后可有效防治疼痛发作。

【功效】活血止痛，驱风通络。

【适应证】三叉神经痛（气滞血瘀）。症见：头痛有定处，口唇爪甲紫暗，皮肤青紫斑或粗糙，局部刺痛或绞痛固定不移，或触及肿块，面部色素沉着，眼圈黑、黄褐斑、女性痛经，经色紫暗夹有血块，或闭经，舌紫暗或有青紫斑点，舌下静脉瘀血，脉涩。

【疗效】本组76例均自行涂抹中药制剂5分钟后，触痛得到控制，表情恢复自然。另加每周封闭1次，封3次疼痛消失者46例，封6次者30例，患支区疼痛完全消失，无麻木、无其他并发症、全身无异常反应。随访3个月~2年无复发，治愈率为100%。

【来源】吕昊哲. 中西医结合治疗三叉神经痛76例疗效观察. 黑龙江医学，2006，30（8）：621

芎芥三叉汤

川芎50~80g 白芥子20~40g 全虫 地龙 蜈蚣各10g 苍术南星各15g 丹参、红花各12g 白芷20g 蔓荆子6g

【用法】水煎服，每天2次，每日1剂。
中药外贴：川乌、草乌各3份，制乳没各2份，冰片、细辛各1份，共研细末，取15g加米醋适量调成糊状，外敷患处，1次/2天。

【功效】活血化瘀，驱风通络。

【适应证】三叉神经痛（气滞血瘀）。症见：表情痛苦，痛有定处，心烦多梦, 胁痛口苦, 溲黄便干, 舌质暗红、边有瘀点, 苔黄腻, 脉弦滑。

【加减运用】兼风寒加防风、羌活; 兼风热加菊花、黄芩; 肝胆火盛者加龙胆草、栀子; 瘀重者加炙水蛭、王不留行; 痰盛者加半夏、白附子。

【疗效】48 例患者中, 痊愈 23 例, 显效 15 例, 有效 8 例, 无效 2 例, 总有效率为 95.8%, 痊愈率 47.9%。

【来源】庞万华, 韦翠. 中药内服外贴治疗三叉神经痛 48 例. 时珍国医国药, 2000, 11 (9): 838

❁ 白川延方

白芍 30g 川芎 10g 元胡 15g 甘草 10g 木瓜 10g 当归 10g
白蒺藜 10g 桑枝 10g

【用法】水煎服, 每天 2 次, 每日 1 剂。

【功效】解痉镇痛, 疏风散寒, 清热泻火。

【适应证】三叉神经痛。(外感风寒型)。症见: 头痛以前额、太阳穴为甚, 颈项部拘紧, 遇风寒加重, 头痛无汗, 恶风寒, 口不渴, 舌淡, 苔薄白, 脉浮紧。

【临证加减】风寒偏重, 症见一侧面部或头部疼痛较甚, 遇风寒则发作或加重兼见鼻流清涕, 舌苔薄白、脉浮或弦紧, 加防风、羌活、白芷; 遇热疼痛剧烈、心烦、口渴喜冷饮、便秘溲赤、舌红苔黄脉洪或滑数加生石膏、知母、黄连、大黄 (后下); 常因情志因素诱发阵发性剧烈灼痛作抽搐者加栀子、柴胡、木香、地龙、僵蚕; 面痛绵绵, 面肌时有抽搐、头晕、目眩、咽干、目赤、舌红少苔、脉弦而数加天麻、钩藤、生地, 久病气血亏者加人参、白术、茯苓。面颊闷痛, 麻木不仁, 眩晕恶心, 时吐痰涎者加半夏、橘红、生姜、苍术。面痛屡发经久不愈, 痛势剧烈如锥刺刀割, 日轻夜重, 面色晦暗或有瘀斑, 脉涩者加桃仁、红花、老葱、丹皮。

【疗效】本组 53 例中: 治愈 22 例、显效 19 例、好转 8 例、无效 4 例。治愈率为 41%, 总有效率为 92.5%。

【来源】杨润娥. 自拟白川延方治疗原发性三叉神经痛的疗效观察与分析. 中国当代医药, 2010, 17 (1): 141 – 142

第二节 肋间神经痛

肋间神经痛是指一根或几根肋间神经支配区的经常性疼痛。它是老年人常见的胸痛原因之一。临床上通常见到的是继发性肋间神经痛，而原发性肋间神经痛较少见。继发性肋间神经痛是由邻近器官和组织的病变引起，如胸腔器官的病变（胸膜炎、慢性肺部炎症、主动脉瘤等），脊柱和肋骨的损伤，老年性脊椎骨性关节炎，胸椎段脊柱的畸形，胸椎段脊髓肿瘤，特别是髓外瘤，常压迫神经根而有肋间神经痛的症状。还有一种带状疱疹病毒引起的肋间神经炎，也可出现肋间神经痛。

肋间神经痛主要为一个或几个肋间的经常性疼痛，时有发作性加剧，有时被呼吸动作所激发，咳嗽、喷嚏时疼痛加重。疼痛剧烈时可放射至同侧的肩部或背部，有时呈带状分布。检查时可发现相应皮肤区的感觉过敏和相应肋骨边缘压痛，于肋间神经穿出椎间孔后在背部、胸侧壁、前胸穿出处尤为显著。有些患者可发现各种原发病变的相应症状和体征。

肋间神经痛一般属于中医学"胁痛"范畴，胁痛是一侧或两侧胁肋疼痛为主要表现的病证。《灵枢·五邪》曰："邪在肝，两侧胁中痛。"《素问·缪刺论》亦云："邪客于足少阳之络，令人胁痛不得息"。肝居胁下，其经脉布于两胁，胆附于肝，其脉亦循于胁，故胁痛之病，主要责于肝胆。肝为将军之官，其性动而主疏泄，情志不畅可致肝气郁结，经络不通，"不通则痛"，发为胁痛。

❀ 柴胡疏肝散加减

柴胡 10g　白芍 15g　枳壳 10g　川芎 10g　香附 10g　郁金 10g　元胡 10g　丝瓜络 10g　陈皮 5g　甘草 5g

【用法】水煎服，每天 2 次，每日 1 剂。

【功效】疏肝解郁。

【适应证】**肋间神经痛（肝气郁结型）**。症见：经常性双侧或单侧胸胁疼痛，呈针刺样、刀割样、烧灼样或束带样疼痛。疼痛程度不等，呈阵发性加重，剧烈时可放射至同侧肩背部。

【临证加减】气滞明显者加佛手 10g、青皮 10g；瘀血明显者加乳香 10g、没药 10g；痰湿内蕴者加法半夏 10g；胃气上逆者加旋覆花（包煎）15g；胸阳不振者加瓜蒌 15g、薤白 10g；气血亏虚者加黄芪 15g、当归 15g；肝阴不足者加生地 15g、麦冬 15g。

【疗效】以本方治疗肋间神经痛 40 例，结果治愈 32 例（疼痛完全消失），好转 7 例（疼痛基本消失），无效 1 例（疼痛无缓解），总有效率 97.50%。

【来源】孙惠华. 柴胡疏肝散加味治疗肋间神经痛 40 例疗效观察. 中国医药指南，2013，11（1）：601

🪷 丹参饮

丹参 30g　乌药 10g　青皮 10g　郁金 15g　香附 12g　甘草 3g

【用法】水煎服，每天 2 次，每日 1 剂。

【功效】通阳散结，祛痰开胸。

【适应证】**肋间神经痛（痰浊阻滞，胸阳不振型）**。症见：肋间疼痛，表情痛苦，呼吸动度小，舌质淡，苔厚腻，脉涩。

【临证加减】疼痛严重者加当归 15g、赤芍 10g、瓜蒌 12g；带状疱疹引起者加蒲公英 30g、金银花 30g；睡眠差者去青皮加珍珠母 30g。

【来源】张永革. 丹参饮肋间神经痛 90 例观察. 四川中医，1998，16（4）：23

🪷 复元活血汤加减

柴胡 12g　天花粉 15g　当归 12g　红花 6g　甘草 9g　穿山甲（炮）10g　酒大黄 12g　制桃仁 9g

【用法】水煎服，每天 2 次，每日 1 剂。

【功效】疏肝理气，化瘀止痛。

【适应证】**肋间神经痛（血瘀气滞型）**。症见：肋部剧烈疼痛，疼痛从后向前放射，呈针刺样疼痛，伴局部憋胀，深呼吸或者咳嗽时疼痛加重，夜间尤甚，影响睡眠，舌质暗，苔薄黄，脉弦。

【临证加减】疼痛较剧烈者加三棱 10g、莪术 10g、元胡 12g；气滞甚伴见憋胀者加枳壳 12g、白芍 15g、郁金 12g、川芎 10g、川楝子 15g；夜寐不安者加珍珠母 30g、夜交藤 15g、磁石 30g；饮食欠佳者加焦三仙各 15g。

【疗效】以本方治疗肋间神经痛 47 例，结果有效 35 例（疼痛明显减轻），显效 10 例（疼痛完全消失）；无效 2 例（疼痛较治疗前无明显好转），总有效率 95.74%。

【来源】贾潮英. 复元活血汤加味治疗肋间神经痛 47 例. 光明中医，2012，27（4）：734～735

🪷 桂枝汤加减

桂枝 10g　白芷 10g　三七 10g　没药 10g　乳香 10g　白芍 20g
元胡 20g　甘草 6g　细辛 6g

【用法】每日 1 剂，加清水 750ml 浸泡，文火煎煮 30 分钟，滤汁约 250ml，其中 150ml 内服，另 100ml 乘热加入马钱子粉、樟脑粉，拌匀后将药汁浸入小纱巾上，热敷痛处。早晚各 1 次，10 天为一疗程。

【功效】活血通络，止痛缓急。

【适应证】**肋间神经痛（气滞血瘀型）**。症见：肋部频发性刀割样疼痛，痛处有灼热感，口干，尿赤，纳差，舌黯红，苔薄白，脉弦微数。

【临证加减】情志抑郁，遇怒痛甚者，加柴胡 10g、郁金 10g；每逢经前痛甚者加当归、桃仁各 10g；遇寒而痛甚者加干姜 10g、荆芥 10g；遇热痛甚者加生地 20g、槐花 20g。

【疗效】以本方治疗肋间神经痛 56 例，结果治愈 26 例（疼痛完全消失）；显效 18 例（疼痛明显减轻，长时间内偶尔发作）；有效 10 例（疼痛略减，发作时间间隔延长）；无效 2 例（疼痛仍然，与治疗前无明显变化）。总有效率 96%。

【来源】黎俏梅，孟辉，孙立. 桂枝汤加减内服外敷治疗肋间神经痛 56 例. 浙江中医杂志，2004，2（2）：210

🪷 九味胁痛汤

丹参 30g　赤芍 10g　柴胡 6g　甘草 5g　地龙 10g　制乳香 8g　制没药 8g　川楝子 10g　炮山甲 10g

【用法】水煎服，每天2次，每日1剂。

【功效】活血化瘀，行气止痛。

【适应证】**肋间神经痛（气滞血瘀型）**。症见：肋间疼痛，放射至背部，胸闷，面白，舌边有瘀斑，脉弦。

【临证加减】若兼久痛肝阴不足者加生地20g、白芍30g；兼肝郁重者加青皮6g、郁金10g、香附10g；兼瘀重者加桃仁10g、元胡10g、红花6g。

【来源】吴金德．九味胁痛汤治疗肋间神经痛52例．中国民间疗法，1996，（4）：47

马钱乳没散

生马钱子30g　没药30g　乳香30g　白芷30g　元胡30g　细辛20g　三七20g

【用法】上药共研细末，贮放入空瓶内封口。用时取出药粉，按其疼痛面积的大小而定用量，如疼痛波及范围较大，药粉用50～90g，如疼痛面积较小，取药粉30～60g。用上等陈醋和青稞白酒各兑半，混匀掺入药粉内，将药粉调成软面状，压成扁薄与疼痛面积相等的片块状，粘在肋间疼痛最明显的部位，然后外敷一层消毒的薄塑料布，再用绷带外缠固定，24小时更换药物1次。

【功效】活血通络，宣通气机。

【适应证】**肋间神经痛（气机瘀阻型）**。症见：肋间疼痛频繁发作，痛如火燎，舌暗红、苔薄白、脉紧弦。

【临证加减】如妇人月经来潮前后其痛易发者加当归20g、川芎15g、桃仁15g、红花15g；如情志内郁，忧思恼怒，气机不畅，其痛即发者加青皮30g、枳壳30g，香附20g；如遇寒冷刺激诱发者加制川乌、制草乌各15g；遇热而诱发者加丹皮、山栀子、生地各30g；如外感咳嗽，喷嚏诱发者加全栝楼30g，红花18g。

【来源】盛生宽．马钱乳没散治肋间神经痛4例观察．新中医，1996，（10）：30

逍遥散加减

当归10g　柴胡10g　白术10g　元胡10g　香附10g　郁金10g

佛手 10g　川楝子 8g　甘草 6g　茯苓 15g　白芍 15g

【用法】水煎服，每天 2 次，每日 1 剂。

【功效】疏肝解郁，畅达气机。

【适应证】肋间神经痛（肝气郁滞型）。症见：疼痛沿肋间神经分布，疼痛呈不同程度的持续性灼痛或刺痛，情绪紧张焦虑可引起发作加重，伴胸闷、善太息，舌质淡苔薄，脉弦。

【临证加减】疼痛如刺、历时较久，痛处固定不移、入夜尤甚，舌质紫黯、脉沉涩者加旋覆花、丹参、鸡血藤各 10g；伴口干咽燥，头晕目眩、舌红少苔者加生地、麦冬、枸杞子各 10g，沙参 15g；挟痰加鲜竹沥 10ml，橘皮、半夏各 6g。

【来源】黄春荣．逍遥散加减治疗肋间神经痛 5 例．实用中医药杂志，2006，22（7）：416

旋覆花汤加减

旋覆花 12g　豨莶草 10g　桃仁 15g　红花 12g　当归 15g　柴胡 10g　郁金 10g　川楝子 10g　元胡 10g

【用法】水煎服，每天 2 次，每日 1 剂。

【功效】活血化瘀通络。

【适应证】肋间神经痛（瘀血型）。症见：胁肋疼痛，纳呆，舌质紫，脉弦细。

【疗效】以本方治疗肋间神经痛 26 例，结果治愈 23 例（自觉疼痛症状消失），有效 3 例（自觉疼痛症状明显减轻）。总有效率 100%。

【来源】韩以季．旋覆在汤治疗带状疱疹后遗顽固性肋间神经痛 26 例．河北中医，2007，29（1）：40

龙胆泻肝汤加味

龙胆草 10g　栀子 12g　黄芩 12g　泽泻 15g　车前子 10g　生地黄 15g　赤芍 15g　柴胡 8g　泽泻 15g　紫草 5g　甘草 6g

【用法】水煎服，每天 2 次，每日 1 剂。

针刺治疗：沿肋间神经疼痛分布区域及疱疹周围采用围刺法，平补，平泻，留针 30 分钟，治疗过程中行针 1 次。

【功效】清肝泻火，清经湿热。

【适应证】**肋间神经痛（瘀血型）。**

【临证加减】疼痛明显者加郁金 12g，制乳香、制没药各 10g；乏力者加黄芪 30g，党参 15g；皮损基底者加丹参 12g，牡丹皮 10g；疱疹化脓者加大青叶 15g，金银花 12g，鱼腥草 30g，蒲公英 12g。

【疗效】以本方治疗肋间神经痛 31 例，结果治愈 25 例（皮疹消退，疼痛消失），显效 3 例（皮疹消退，疼痛减轻），无效 3 例（皮疹部分消退，疼痛未减），总有效率 90.32%。

【来源】刘江华，邱厚道，杨晶，针刺联合龙胆泻肝汤治疗带状疱疹肋间神经痛 31 例. 中国中医急症，2012，21（10）：1687